Was tun bei ...

Heuschnupfen

Homöopathie und Naturheilkunde

Annette Kerckhoff
Markus Wiesenauer

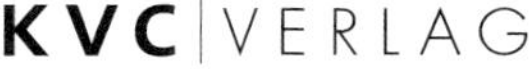

KVC Verlag | NATUR UND MEDIZIN e. V.
Am Deimelsberg 36, 45276 Essen
Tel.: (0201) 56305 70, Fax: (0201) 56305 60
www.kvc-verlag.de

Kerckhoff, Annette; Wiesenauer, Markus
Heuschnupfen – Homöopathie und Naturheilkunde

ISBN 978-3-945150-57-3

2., bearb. Aufl. 2016
Abbildung S. 48: Peter E. Reiche

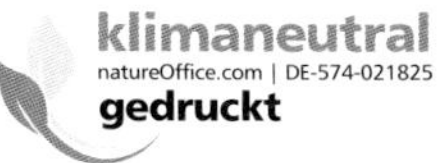

Umschlaggestaltung: eye-d Designbüro, Essen
Druck: Union Betriebs-GmbH, Rheinbach

Annette Kerckhoff, Markus Wiesenauer

Heuschnupfen

Inhalt

Der Tipp aus der Wissenschaft für die Praxis

Die Homöopathie

Allergien aus naturheilkundlicher Sicht

Was Sie noch tun können

Einleitung

Heuschnupfen ist die häufigste allergische Erkrankung.
Die konventionelle Behandlung geht hier zum einen symptomatisch vor: Die Beschwerden werden mit schleimhautabschwellenden Nasentropfen, antiallergischen oder entzündungshemmenden Substanzen gelindert. Daneben werden so genannte Hyposensibilisierungen durchgeführt: Der Körper wird schrittweise mit dem Allergen in Kontakt gebracht mit dem Ziel, dass er diesen allergieauslösenden Stoff mit der Zeit toleriert.
Dieser Ratgeber widmet sich der Frage, ob es eine mögliche Behandlungsalternative aus dem Bereich der Naturheilkunde und der Homöopathie gibt. Die Antwort lautet: Ja. Die Carstens-Stiftung hat eine Reihe von Studien gefördert, in denen ein homöopathisches Therapiekonzept mit der konventionellen Therapie verglichen wurde. Die Ergebnisse der Studienserie mit über 1.000 Patienten unter Leitung von Dr. med. Markus Wiesenauer lassen den Schluss zu, dass die homöopathische Behandlung (geprüft wurde das Arzneimittel *Galphimia glauca*) eine ernstzu-

nehmende Alternative zur konventionellen Behandlung darstellt.
Das vorliegende Buch richtet sich bewusst an medizinische Laien. Es stellt das Krankheitsbild des Heuschnupfens, die konventionelle Therapie und das geprüfte homöopathische Mittel ebenso wie einige andere bei Heuschnupfen bewährte homöopathische Arzneimittel vor.

Der Heuschnupfen (Pollinosis)

Definition

Heuschnupfen wird auch als *Rhinitis pollinosis* bezeichnet. Die Vorsilbe *rhin-* ist griechisch und bedeutet, wie vom „Rhinozeros“ bekannt, „Nase“. Die Endung *-itis* weist im medizinischen Sprachgebrauch stets auf eine Entzündung hin. *Rhinitis* meint damit eine Entzündung der Nasenschleimhaut. In diesem Fall wird sie durch eine allergische Reaktion auf Pollen (Blütenstaub) verursacht (*pollinosis*). Mit dem Heu selbst hat der Heuschnupfen nichts zu tun, wohl aber mit dem Pollen von Gräsern, die auf Wiesen verbreitet sind. Denn vor allem Pollen von windbestäubten Pflanzen (viele Unkräuter, Bäume, Gräser und Getreide) verursacht allergische Reaktionen, nicht zuletzt, weil die kleinen, glatten Pollenkörnchen durch die Luft transportiert werden.
Unter den Getreidepollen ist es vor allem der Roggenpollen, der Allergien auslöst, unter den Kräutern der Beifußpollen, unter den Bäumen und Sträuchern der Pollen von Birke, Erle und Hasel.

! Der Heublumensack, der in der Pflanzenheilkunde bei Arthrose aufgelegt wird, enthält kein Heu, sondern aus dem Heu abgesiebte Süßgrasblüten von Lieschgras, Gemeinem Rauchgras, Wiesen-Schwingel und anderen Gräsern. Einige dieser Gräser, z. B. das Lieschgras, lösen besonders häufig Heuschnupfenattacken aus. Also: Kein Heublumenbad oder Heublumensack für Heuschnupfenpatienten!

Symptome

Wer Heuschnupfen hat, leidet unter Niesattacken und starkem wässrigen Ausfluss. Die Nase juckt und ist durch eine geschwollene Nasenschleimhaut verstopft.
Neben den Beschwerden der Nase sind die Augen betroffen, es kann zu einer Bindehautentzündung kommen. Das heißt: Die dünne, eigentlich durchsichtige Haut, die das Auge überzieht und die Innenseiten der Augenlider auskleidet (Bindehaut), ist gerötet und schmerzt. Die Augen jucken und brennen, man kann nicht ins Licht schauen (Lichtscheu) und hat möglicherweise das Gefühl, einen Fremd-

körper im Auge zu haben. Müdigkeit und gelegentlich erhöhte Temperatur („Heufieber") können dazu kommen. Auch können Konzentrationsstörungen und Schlafstörungen auftreten.
Bei schweren Formen des Heuschnupfens können **Asthmaanfälle** oder **Fieber** auftreten.

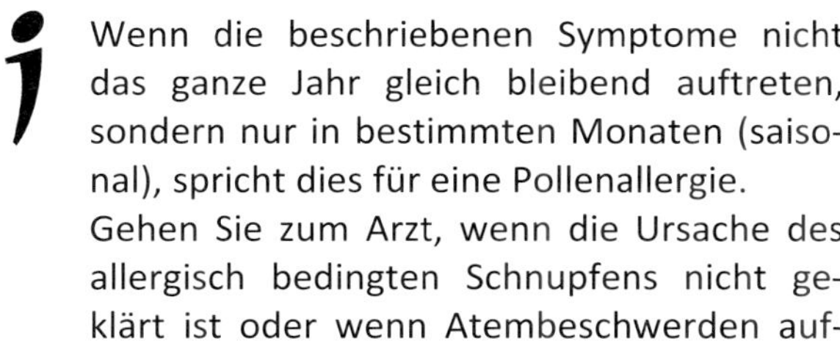

Wenn die beschriebenen Symptome nicht das ganze Jahr gleich bleibend auftreten, sondern nur in bestimmten Monaten (saisonal), spricht dies für eine Pollenallergie.
Gehen Sie zum Arzt, wenn die Ursache des allergisch bedingten Schnupfens nicht geklärt ist oder wenn Atembeschwerden auftreten.

Die Beschwerden treten vorwiegend in der Zeit der Baum- und Grasblüte auf. So werden allergische Reaktionen von Februar bis April vor allem von den Pollen der Frühblüher Hasel, Erle, Birke und Esche verursacht, von Mai bis Juni dann vorrangig von Gräser- und Getreidepollen, insbesondere vom Knäuelgras, Lieschgras, Wiesenrispengras und Roggenpollen. Ende Juli bis August kann es zu allergischen Reaktionen auf den Pollen von Beifuß kommen.

Heuschnupfen sollte auf jeden Fall frühzeitig behandelt werden. Bei einem nicht unerheblichen Teil der Betroffenen entwickelt sich in der Folge ein Asthma bronchiale.

Die allergische Reaktion

Verursacht wird die Entzündung der Nasenschleimhaut durch die allergische Reaktion des Organismus auf Eiweiße, die in pflanzlichem Pollen enthalten sind.

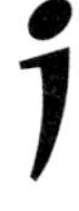

Eiweiße sind Stoffe, die dem Abwehrsystem häufig zu schaffen machen – ob es sich um Allergien beispielsweise auf Milcheiweiß handelt oder um Unverträglichkeiten von Impfstoffen, in denen tierische Eiweiße enthalten sind.

Das Immunsystem

Der gesunde Körper hat ein Abwehrsystem, das zwischen Selbst und Nicht-Selbst, zwischen „Freund“ und „Feind“ unterscheiden kann.
Zur Abwehr „feindlicher“ Substanzen, z. B. Krankheitserreger, besitzt der Körper ein un-

spezifisches und ein spezifisches Abwehrsystem. Das unspezifische Abwehrsystem richtet sich nicht gegen eine bestimmte Substanz oder einen bestimmten Erreger. Das spezifische Abwehrsystem dagegen entwickelt Waffen (Antikörper), die sich nur gegen einen ganz bestimmten körperfremden Eindringling (Antigen) richten.

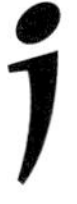

Bei einer Allergie kommt es zu einer Überreaktion des spezifischen Abwehrsystems auf eine ganz spezifische allergieauslösende Substanz – im Fall des Heuschnupfens auf den Pollen.

Wie es zu einer solchen allergischen Reaktion, kommt, wird im Folgenden beschrieben und auch in der Abbildung (S. 9) deutlich:

- **Schritt 1**: Eine an sich harmlose Substanz, hier der Pollen, wird im Laufe mehrerer Kontakte vom Körper als „Feind" eingestuft. Er bildet spezifische Abwehrstoffe, die Antikörper (als Vorbereitung auf einen folgenden Kontakt mit dem Allergen). Die Antikörper binden an so genannte Mastzellen. Dabei handelt es sich um Zellen des unspezifischen

Abwehrsystems, die sich in den Atemwegen, dem Magen-Darmtrakt und der Haut finden. Man spricht in diesem Zusammenhang auch von der „Sensibilisierung“. Warum sich eine Allergie entwickeln kann und das Immunsystem von Freund auf Feind „umschwenkt“, ist nicht abschließend geklärt.

– **Schritt 2**: Beim nächsten Kontakt mit der gleichen Substanz reagiert der Körper nun mit „gezückten Waffen“, ähnlich wie bei Krankheitserregern. Verbinden sich die Pollen (Antigene) mit den Antikörpern zu einem Antigen-Antikörper-Komplex, wird dadurch von den Mastzellen die Ausschüttung von Botenstoffen veranlasst. Einer dieser Botenstoffe ist das Gewebshormon Histamin, das für zahlreiche Körpervorgänge verantwortlich ist.

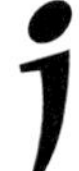

Antigene sind körperfremde Stoffe, die vom Immunsystem bekämpft werden. Sie lösen eine Immunreaktion oder Immunantwort aus.

Antikörper sind Abwehrstoffe, die sich gegen ein ganz bestimmtes Antigen richten.

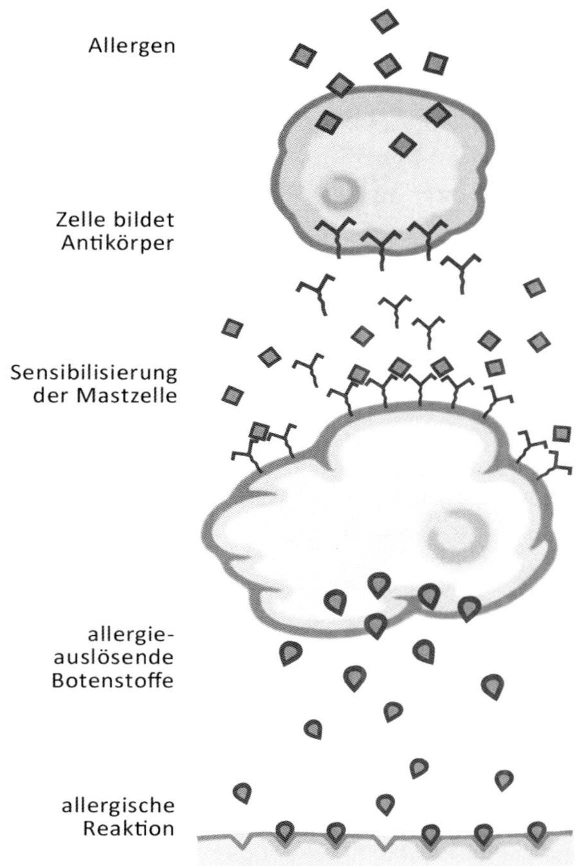
Allergen
Zelle bildet Antikörper
Sensibilisierung der Mastzelle
allergie-auslösende Botenstoffe
allergische Reaktion

Histamin

Wer schon einmal eine Brennnessel angefasst hat, kennt Histamin – hier ist es in den Brennhaaren enthalten. Histamin muss an Bindungsstellen (Rezeptoren) im Körper „andocken“, um zu wirken bzw. um bei Heuschnupfen die typischen allergischen Reaktionen hervorzurufen.

Eigenschaft Histamin	Effekt bei Heuschnupfen
Die kleinen Gefäße erweitern sich.	→ Rötung von Nasenschleimhaut und Bindehaut
Die Gefäße werden durchlässiger.	→ Flüssigkeit tritt aus, Schwellung der Nasenschleimhaut → Schleim- und Sekretbildung → Schwellung der Bindehaut → Tränenbildung
Die glatte Muskulatur, die z. B. in Atemwegen und Verdauungsorganen vorhanden ist, zieht sich zusammen.	→ z. B. krampfartige Beschwerden bei Asthma
Es kommt zu Juckreiz.	→ Jucken in Nase, Gaumen und Augen

Histamin ist also entscheidend an der allergischen Reaktion beteiligt. Die wichtigsten antiallergischen Medikamente senken das Histamin, sie heißen deshalb Antihistaminika.
Eine andere Gruppe von Arzneimitteln, die bei Heuschnupfen eingesetzt wird, wirkt auf die Mastzellen und verhindert dort die Produktion von Histamin (Mastzellenstabilisatoren).

Typ I-Allergien

Man unterscheidet verschiedene Formen von Allergien. Der Heuschnupfen ist eine **Typ I-Allergie**, die häufigste Form allergischer Reaktionen. Sie wird auch als „Soforttyp" beschrieben, da die Beschwerden innerhalb von Sekunden bis Minuten nach Kontakt mit dem allergieauslösenden Stoff (Allergen) eintreten. Bei den Allergien vom Typ I läuft der oben abgebildete Mechanismus ab: Bei einem vorangegangenen Kontakt haben sich Antikörper gegen das Allergen gebildet. Es handelt sich um die so genannten Immunglobuline E, kurz IgE.
Diese Antikörper, die wie oben beschrieben die Antigene binden und als **Antigen-Antikörper-Komplex** die Mastzellen zur Ausschüttung von

Histamin veranlassen, dienen auch als Nachweis der Allergie. Sie sind nach Kontakt mit dem Allergen im Blut deutlich erhöht.

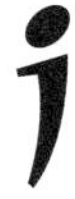

Kennzeichen für eine Typ I-Allergie sind die beschriebenen Effekte erhöhter Histaminausschüttung: Hautrötung, Schwellung, Verengung der Luftwege und Luftnot, verstärkte Durchlässigkeit der Blutgefäße.

Beispiele für Typ I-Allergien sind (außer Heuschnupfen) Asthma und Nesselsucht. Auch ein allergischer („anaphylaktischer“) Schock auf Allergene, beispielsweise auf Fisch oder Bienengift, gehört zu den Typ I-Allergien.

Verbreitung und Ursachen

Die Angaben zur Verbreitung von Heuschnupfen weichen zum Teil deutlich voneinander ab. Nach zusammenfassenden Angaben des Weißbuchs Allergien in Deutschland aus dem Jahr 2010 sind 13–24 % der Erwachsenen von Heuschnupfen betroffen – Tendenz steigend.[1]

---

[1] www.lungeninformationsdienst.de

Verstärkende Faktoren

Bei der Entstehung einer allergischen Rhinitis spielen verschiedene Faktoren eine Rolle:
Eine **erbliche Belastung** erhöht das Risiko, eine allergische Krankheit zu entwickeln. Man spricht hier auch von einer erhöhten allergischen Bereitschaft. Ist ein Elternteil von einer Allergie betroffen, so liegt die Wahrscheinlichkeit bei 25 %, dass auch das Kind eine Allergie entwickelt. Sind beide Elternteile betroffen, steigt die Wahrscheinlichkeit einer Allergie beim Nachwuchs auf 50 %.

Um Kinder vor Heuschnupfen oder anderen Allergien zu schützen, ist es wichtig, sie in den ersten vier bis sechs Lebensmonaten voll zu stillen.

Es gibt heutzutage im alltäglichen Leben weitaus mehr **allergieauslösende Stoffe** als früher. Unser Abwehrsystem steht damit in gewisser Weise unter Dauerbeschuss.
In Regionen mit einem hohen Ausstoß an **Luftschadstoffen** kommt es gehäuft zu Heuschnupfen. Luftschadstoffe schädigen die Schleimhäute in den Atemwegen. Eine geschädigte Schleim-

haut ist empfänglicher für allergische Reaktionen.

Wetter und **Klima** (Luftfeuchtigkeit, Lufttemperatur, Windrichtung, Windgeschwindigkeit und Niederschlag) spielen offensichtlich auch eine wichtige Rolle. Interessant ist beispielsweise der Zusammenhang mit dem Niederschlag: Nach kurzen, heftigen Regenschauern und Gewittern kann es zu einem erhöhten Gehalt an Pollen in der Luft kommen. Nach über Stunden andauernden Regenfällen ist die Luft dagegen pollenfrei.

Betroffene berichten, dass allergische Reaktionen sich unter **psychischem Druck** oder **Stress** verstärken. Hier kann es zu einem regelrechten Teufelskreis kommen: Der Heuschnupfen selbst schlägt – wenn alle anderen die ersten Frühlingstage genießen – derartig auf's Gemüt, dass dadurch wiederum Stress für den Organismus verursacht wird.

Ein wesentlicher Risikofaktor für Heuschnupfen ist das **Rauchen**. Durch die inhalierten Schadstoffe werden die Schleimhäute in den oberen und unteren Atemwegen permanent gereizt und geschädigt. Diese Belastung begünstigt die Fehlreaktion des Immunsystems.

Komplikationen: Der Etagenwechsel

Gefürchtet ist der so genannte „Etagenwechsel“. Dies bedeutet, dass sich die Beschwerden von den oberen Atemwegen (Nase und Nasennebenhöhlen) zu den unteren Atemwegen (Lunge, Bronchien) verlagern. Hier kann, in Folge eines Heuschnupfens, allergisch bedingtes Asthma auftreten. Dabei kommt es zu Anfällen starker Atemnot, bedingt durch eine krampfartige Verengung der Atemwege, übermäßige Schleimabsonderung und Anschwellen der Schleimhaut. Bei unbehandeltem Heuschnupfen beträgt das Risiko für einen „Etagenwechsel“ ca. 30 %.

Kreuzallergien

Außerdem können sich so genannte Kreuzallergien entwickeln. Das bedeutet, dass man nicht nur auf eine Pollenart, sondern auch auf ähnlich gebaute Stoffe allergisch reagiert, etwa auf andere Pflanzen aus der gleichen Pflanzenfamilie, die uns in der Natur oder in der Nahrung begegnen. Kreuzallergien werden verursacht, wenn Pollen und Nahrungsmittelaller-

gene ähnliche oder identische Strukturen aufweisen.
Symptome bei den entsprechenden Nahrungsmittelallergien sind Jucken, Kribbeln, Brennen, Taubheit im Mund, Anschwellen der Zunge bis hin zu Schwellung im Rachen- und Kehlkopfbereich und damit einhergehende Atemnot. Auch kann es zu Pusteln oder Bläschen im Mundraum kommen, zu Augenjucken oder -tränen und einer laufenden Nase. Daneben können Beschwerden im Magen-Darm-Trakt, im Atemtrakt und im Herz-Kreislauf-System auftreten.
Kreuzallergien betreffen in etwa jeden fünften Heuschnupfenpatienten. So sind Birkenpollenallergiker häufig auch allergisch auf Äpfel, Nüsse, rohes Kern- und Steinobst (gedünstet oder gekocht besser verträglich!) und Erdbeeren. Sellerie ist ein besonders häufiges Nahrungsmittelallergen. Eine Sellerieallergie geht oft mit einer Birken- oder Beifußpollenallergie einher.
Weitere Beispiele von Kreuzallergien zeigt die Übersicht auf der folgenden Seite.

Pollen	Nahrungsmittelallergie auf
Gräser und Getreide	– Getreide: Roggen, Weizen – Hülsenfrüchte: Soja, Erdnuss – Außerdem: Melone, Tomate
Birken (Hasel-, Erlenpollen)	– Frisches Obst (Kernobst, Steinobst): Apfel, Pfirsich, Birne, Mandel, Zwetschge, Kirsche – Südfrüchte und exotische Früchte: Mandarine, Kiwi – Doldenblütler: Sellerie (s. u.) – Außerdem: Karotte, Haselnuss, Walnuss
Beifuß	– Doldenblütler: Sellerie (s. u.) – Korbblütler: Artischocke, Sonnenblume, Kamille, Wermut, Löwenzahn – Nachtschattengewächse: Chili, Paprika, Tomate, Kartoffel – Kürbisgewächse: Melone, Gurke – Pfeffergewächse: Grüner Pfeffer, schwarzer Pfeffer – Außerdem: Honigmelone
Sellerie	– Doldenblütler: Anis, Koriander, Kümmel, Kreuzkümmel, Karotte, Dill, Liebstöckel, Fenchel, Petersilie – Lippenblütler: Basilikum, Majoran, Oregano, Thymian, Pfefferminze, Salbei, Rosmarin

Diagnoseverfahren

Es gibt verschiedene Testmethoden, um zu diagnostizieren, auf welche Pollen man allergisch reagiert. Stets wird der Arzt zu Beginn ein ausführliches Gespräch führen. Von Bedeutung sind dabei die Familienanamnese und die Frage, ob die Beschwerden zu typischen Flugzeiten von Pollen auftreten.

Eine körperliche Untersuchung z. B. von Augen, Nasenschleimhaut, Rachen oder Ohren gibt Aufschluss über die vorliegenden Symptome.

Der Standard bei Allergien vom Sofort-Typ ist der Prick-Test. Dabei werden Lösungen mit den verschiedensten Allergenen auf den Unterarm getropft und die Haut unter dem Tropfen mit einer feinen Lanzette oder Nadel leicht angepiekst, so dass die Lösung in die Haut eindringt. Nun wird beobachtet, ob es zu einer allergischen Reaktion auf der Haut kommt. Dies ist nach spätestens 30 Minuten der Fall.

Weitere Tests sind der Reibetest, der Intrakutantest, der Scratch-Test, der Pflastertest und der Provokationstest.

Es gibt auch Bluttests (z. B. RAST-Test), bei denen das Blut auf Antikörper untersucht wird.

Die konventionelle Therapie

Die konventionelle Therapie von Heuschnupfen basiert auf folgenden drei Strategien:

1. Vermeidung der allergieauslösenden Pollen
2. Medikamente zu Linderung der Symptome
3. Hyposensibilisierung (auch als spezifische Immuntherapie bezeichnet)

Vermeidung der Pollen

Nach Ermittlung der allergieauslösenden Pollen wird versucht, den Kontakt möglichst zu minimieren. Man nennt das auch „Allergenkarenz" oder „Expositionsprophylaxe". Pollenkalender und Pollenflug-Informationsdienst geben Anhaltspunkte, wann die Pollenbelastung besonders schlimm ist (siehe Anhang).

Medikamente

Es gibt verschiedene Arten von Medikamenten, die konventionell zur Behandlung von Heuschnupfen eingesetzt werden.
So genannte Mastzellenstabilisatoren dienen dazu, die Freisetzung von Histamin in den

Mastzellen zu verhindern. Daher werden sie zur Vorbeugung eingesetzt. Sie helfen nicht bei akuten Beschwerden, die durch bereits freigesetztes Histamin verursacht wurden.

Antihistaminika blockieren die Rezeptoren, an denen sich das Histamin festsetzen kann. Sie wirken schnell und werden gegen akute Beschwerden wie auch zur täglichen Vorbeugung eingesetzt.

Bei starken Beschwerden wird vom Arzt eine Kortisontherapie verordnet, die häufig mit Antihistaminika kombiniert wird.

Abschwellende Nasentropfen auf chemisch-synthetischer Basis sind nicht zur Behandlung von Heuschnupfen geeignet, da man sie nicht länger als fünf Tage verwenden sollte.

Hyposensibilisierung

Die so genannte „Hyposensibilisierung“ versucht, die Ursache der Beschwerden zu beseitigen. Angestrebt wird eine allmähliche Verringerung der Sensibilität gegenüber dem Allergen. Dem Patienten wird über einen längeren Zeitraum kontrolliert genau der Pollen, auf den er allergisch reagiert, gespritzt – in langsam steigender Dosierung. Dies hat zum Ziel, dass der Organismus sich allmählich an das Allergen, d. h. den Pollen, „gewöhnt“ und bei einem tatsächlichen Kontakt die allergische Reaktion abgeschwächt erfolgt oder im besten Fall gar nicht erst auftritt. In gewisser Weise kann man hier von einer allmählichen „Abhärtung“ des Immunsystems gegenüber der allergieauslösenden Substanz sprechen.

Die Therapie muss von erfahrenen Allergologen durchgeführt werden.

Alternativ wird heute eine sublinguale Immuntherapie (SLIT) durchgeführt, bei der dem Patienten Tropfen der Pollenlösung unter die Zunge gegeben werden.

Vorbeugung bei Säuglingen und Kindern

Leidet ein Elternteil oder leiden sogar beide Elternteile unter Allergien, Heuschnupfen, Asthma oder Neurodermitis, so besteht auch bei dem Kind ein erhöhtes Risiko, eine Allergie zu entwickeln. Um dem vorzubeugen, werden u. a. folgende Maßnahmen empfohlen:

- Stillen, möglichst vier bis sechs Monate.
- Wenn Stillen nicht möglich ist, hypoallergene Säuglingsnahrung füttern.
- Im ersten Lebensjahr Lebensmittel meiden, die häufig zu Allergien führen: Nüsse, Zitrusfrüchte, Tomaten, Fisch, Erdbeeren und Kuhmilch.
- In der Wohnung auf keinen Fall rauchen!

Der Tipp aus der Wissenschaft für die Praxis

Galphimia glauca bei Heuschnupfen

Die Homöopathie ist eine Regulationstherapie, die versucht, mit einem gezielten Arzneimittel-Reiz die Selbstheilungskräfte des Körpers zu verbessern. Konkret bedeutet dies: Durch ein homöopathisches Arzneimittel wird versucht, die Fehlsteuerung des Immunsystems, die sich in Form einer überschießenden Reaktion zeigt, zu regulieren. Die Homöopathie ist nebenwirkungsarm und preisgünstig.
Von Seiten des Begründers der Deutschen Homöopathie-Union, Willmar Schwabe, gab es vielversprechende Hinweise auf die antiallergische Wirkung der südamerikanischen Pflanze *Galphimia glauca,* die aber noch nicht nach wissenschaftlichen Standards geprüft war.
Diese Lücke wollte die Carstens-Stiftung schließen: Zur Überprüfung der Wirksamkeit der homöopathischen Therapie zur Linderung und Vorbeugung von Heuschnupfen förderte die Stiftung zwischen 1980 und 1989 sieben placebokontrollierte Doppelblindstudien und vier

nicht-placebokontrollierte Studien. Unter der Leitung von Dr. Markus Wiesenauer wurde mit insgesamt 1.038 Heuschnupfen-Patienten (752 Patienten placebokontrolliert) die heuschnupfenlindernde Wirkung von *Galphimia glauca* in fünf verschiedenen Potenzen (C4, D6, C2, C4, LM4) untersucht (siehe Tabelle).

Jahr	**Design**	**Anzahl Zentren**	**Verwendete Potenzen**	**Anwendung**
1980	prospektiv placebo-kontrolliert	28	D4	Dilution
1981a	retrospektiv unkontrolliert	13	verschiedene, meist D4	Dilution und Tabletten
1981b	prospektiv placebo-kontrolliert	1	D6	Dilution
1982	prospektiv	35	D6	verschiedene
1983	retrospektiv unkontrolliert	12	verschiedene	verschiedene
1984	prospektiv randomisiert	58	D4, C2, C4, LM4	Dilution
1985	prospektiv placebo-kontrolliert	32	D4	Dilution

Jahr	Design	Anzahl Zentren	Verwendete Potenzen	Anwen-dung
1986	prospektiv placebo-kontrolliert	54	C2	Dilution
1987	prospektiv placebo-kontrolliert	27	D4	Globuli
1988	prospektiv placebo-kontrolliert	40	D4	Tabletten
1989	prospektiv placebo-kontrolliert	32	D4	Dilution

Weltweit gibt es bis heute keine vergleichbaren oder ähnlichen Studien. Das Besondere an dem Studiendesign ist dabei, dass homöopathische Studien mehrfach reproduziert wurden und mehrheitlich zu einem übereinstimmenden Ergebnis kamen.

Die Heuschnupfenstudien

An den Studien nahmen nur Patienten teil, die

- unter Heuschnupfen litten, der von blühenden Pflanzen oder Gräsern verursacht wurde,
- eine mehr als zwei Jahre behandlungsbedürftige Erkrankung hatten,

- eine geschwollene und gerötete Bindehaut und brennende Augen hatten,
- unter einem kribbelnden oder kratzenden Gefühl in der Nase litten und häufig niesen mussten,
- während der Studie keine Zusatzmedikation mit Kortikosteroiden oder Antihistaminika einnahmen.

Untersucht wurde vor allem der Einfluss des homöopathischen Mittels auf die Augenbeschwerden. Dabei sollten die Patienten einschätzen, ob die eigenen Augensymptome durch die Mitteleinnahme gar nicht, wenig, deutlich oder sogar vollständig gebessert wurden. Als Nebenkriterium wurde der Einfluss auf die Nasenbeschwerden bewertet.
In allen elf Studien wurden die Patienten nach einer Beobachtungszeit von vier Wochen einbestellt und der Therapieerfolg anhand der Verbesserung der Augenbeschwerden gemessen. Dabei galt die Therapie als erfolgreich, wenn der Patient eine deutliche Verbesserung zeigte oder die Beschwerden vollständig verschwunden waren.

Es wurde nur ein einziges homöopathisches Arzneimittel eingesetzt: *Galphimia glauca.* Das Mittel hatte bei den häufigsten Heuschnupfensymptomen (starker Fließschnupfen, gehäuftes Niesen, entzündlich gerötete Bindehäute, Neigung zu asthmatischen Beschwerden) gute Erfolge gezeigt – man spricht in der Homöopathie von einer bewährten Anwendung, einer „bewährten Indikation".

Ergebnis aus den Heuschnupfenstudien

Im Vergleich zu einem Scheinmedikament schnitt *Galphimia glauca* deutlich besser ab. Vergleicht man die Ergebnisse dieser Studien mit Studien, die konventionelle Heuschnupfenmittel mit einem Scheinmedikament vergleichen, so ergeben sich ähnliche Werte. Das heißt: Die Wirkung von *Galphimia* ist mit denen konventioneller Arzneimittel (Antihistaminika und anderer antiallergischer Substanzen) vergleichbar. Hauptvorteil des homöopathischen Präparates sind die deutlich geringeren Nebenwirkungen.
Im Vergleich zu Hyposensibilisierungen ist zudem die unproblematische Anwendungs-

form, d. h. das Einnehmen der Arznei, vorteilhaft.
Die Homöopathiestudien von Dr. Wiesenauer zeigen, dass *Galphimia* konventionellen Heuschnupfenmitteln gleichwertig, bzw. durch die gute Verträglichkeit und die geringeren Kosten sogar überlegen ist. Jedem Heuschnupfenpatienten ist daher ein Therapieversuch mit diesem Mittel sehr zu empfehlen.

Homöopathische Einzelmittel, Pflanzenheilkunde und Pollenhonig

Mit der Vorbeugung durch **individuell gewählte Homöopathika** befasst sich eine Arbeit aus dem Jahr 2013. Michel van Wassenhoven berichtet darin über Ergebnisse aus seiner eigenen Praxis. Er beschreibt als das effektivste Einzelmittel Arsenicum album, gefolgt von *Nux vomica, Pulsatilla pratensis, Gelsemium, Sarsaparilla, Silicea* und *Natrium muriaticum* (Van Wassenhoven 2013).
Eine ganze Reihe von Studien befassten sich mit Heilpflanzen. Eine japanische Forschergruppe berichtet davon, dass nach der langfristigen

täglichen Einnahme von 700 ml **Benifuuki Green Tea**, einer speziellen Sorte grünem Tee, die Heuschnupfensymptome bei Patienten, die unter einer Zedernpollenallergie litten, deutlich geringer waren (Masuda et al. 2014).

Verschiedene Forscher befassen sich mit der Anwendung von **Schwarzkümmel**, das innerlich als reines Öl, als Kapseln oder äußerlich als Öl oder als Nasentropfen angewendet wird. Die Symptome vom Heuschnupfen – vor allem eine geschwollene Nasenschleimhaut, Jucken in der Nase, eine laufende Nase, Niesattacken – wurden durch die Einnahme von Schwarzkümmelöl gelindert (Nikakhlagh 2011).

Auch die in diesem Ratgeber später vorgeschlagene **Spülung der Nase mit Salzwasser** wurde wissenschaftlich untersucht. In einer Studie mit zwanzig Kindern, die unter Heuschnupfen litten, spülten zehn Kinder die Nase dreimal täglich mit Salzwasser über sechs Wochen in der Pollenflugsaison. Die anderen zehn Kinder stellten die Kontrollgruppe dar und spülten die Nase nicht. Weitere Medikamente konnten bei Bedarf eingenommen oder angewendet werden. Die Studie ergab, dass sich bei denjenigen Kindern, die die Nase spülten, nach

zwei Wochen die Symptome besserten, nach drei Wochen eine statistisch signifikante Verbesserung der Symptome einsetzte, die bis zur sechsten Woche andauerte und auch mit einer reduzierten Einnahme von Antihistaminika einherging (Garavello 2003).
Hinweise gibt es auch auf den Einsatz von **Ohrakupressur** bei Heuschnupfen. 124 Studienteilnehmer erhielten eine Anwendung einmal wöchentlich über acht Wochen. Im Vergleich zu den Teilnehmern der Kontrollgruppe hatten sie nach Ende der Behandlungszeit signifikant niedrigere Beschwerden (laufende Nase, Nasen- und Augensymptome), der Effekt ließ aber mit der Zeit nach (Zhang et al. 2014).

i Detaillierte Anweisungen zur Ohrakupressur bei Heuschnupfen würden hier zu weit führen. Eine einfache Methode, mit der man nicht viel falsch machen kann, ist es, sich regelmäßig, zum Beispiel abends im Bett, für einige Minuten die Ohrmuscheln zu massieren.

Eine finnische Studie von 2011 untersuchte, ob **Honig**, dem Birkenpollen zugesetzt wurden oder normaler Honig einen hyposensibilisierenden Effekt auf Birkenpollenallergiker hatten. Die Probanden erhielten von November bis März eine der beiden Honigsorten in ansteigender Dosierung. Während April und Mai wurden die Heuschnupfensymptome beschrieben.

Die Patienten, die Birkenpollenhonig erhielten, hatten 60 % weniger Symptome und doppelt so häufig symptomfreie Tage, 70 % weniger Tage mit schweren Symptomen im Vergleich zu einer Kontrollgruppe, die keinen Honig einnahm. Auch nahmen sie nur die Hälfte an Antihistaminika im Vergleich zu der Kontrollgruppe. Der Unterschied zwischen dem Birkenpollenhonig und normalem Honig war nicht signifikant, allerdings waren die Werte bei Birkenpollenhonig noch etwas besser.

Die Ergebnisse weisen darauf hin, dass die regelmäßige und langfristige Einnahme von Birkenpollenhonig die Symptomatik bei Birkenpollenallergikern verbessern kann (Saarinen et al. 2011).

Die Homöopathie

Die Homöopathie stellt ein eigenes Therapiesystem dar, in dem das Arzneimittel je nach vorherrschender Symptomatik, d. h. Krankheitszeichen beim Patienten, ausgewählt wird.
An den weiter oben beschriebenen Heuschnupfenstudien nahmen nur Patienten teil, die übereinstimmend an geschwollener und geröteter Bindehaut, brennenden Augen, kribbelndem oder kratzendem Gefühl in der Nase und häufigem Niesreiz litten. Genau diese Symptome sind typisch für *Galphimia glauca,* während andere Symptome – beispielsweise eine verstopfte Nase oder ein brennendes Augensekret – auf andere Arzneimittel hinweisen. Warum dies so ist, wird auf den folgenden Seiten erklärt.

Grundprinzipien

Ähnlichkeitsregel und Arzneimittelprüfung

Die Grundregel der Homöopathie, die so genannte Ähnlichkeitsregel, wurde von dem Apotheker, Chemiker und Arzt Samuel Hahnemann formuliert. Sie lautet: „*Similia similibus curentur* – Ähnliches möge durch Ähnliches behandelt werden." Dies bedeutet, dass im Krankheitsfall Arzneimittel eingesetzt werden, die beim Gesunden ähnliche Beschwerden oder Auffälligkeiten hervorrufen.

Für die Wahl des richtigen Arzneimittels muss man also zunächst wissen, welche Symptome eine Arznei bei einem Gesunden hervorruft. In der Homöopathie heißt das „Arzneimittelprüfung am Gesunden": Gesunde Versuchspersonen nehmen kleine Gaben einer bestimmten Substanz ein und beobachten und protokollieren körperliche, seelische und geistige Veränderungen. Diese Beobachtungen werden als Arzneimittelbilder in Büchern (Materia medica) zusammengefasst. Besonders charakteristische Symptome werden als „Leitsymptome" bezeichnet.

Im Krankheitsfall werden die herausragenden Beschwerden (Symptome) erhoben und nachfolgend ermittelt, welches Arzneimittel bzw. Arzneimittelbild den Symptomen des kranken Menschen am ähnlichsten ist.

Ein wunderbares Beispiel in diesem Zusammenhang ist die Brennnessel. Bei Berührung

kommt es zu einer Reaktion auf der Haut, die durch Jucken, Rötung und Schwellung gekennzeichnet ist. Als homöopathisches Mittel wird die Brennnessel bei genau diesen Beschwerden eingesetzt: bei Hautausschlägen mit Brennen, Juckreiz und Bläschenbildung.
Auch Kaffee ist ein geeignetes Beispiel für das homöopathische Therapieprinzip: Schlaflosigkeit mit Gedankenfülle ist der Anwendungsbereich für Kaffee in homöopathischer Aufbereitung – für genau die Probleme also, die man von einer zu späten Tasse Kaffee kennt.

Potenzierung

Neben der Ähnlichkeitsregel ist das Herstellungsverfahren der homöopathischen Arzneien ein wesentliches Kennzeichen der Homöopathie: Um Nebenwirkungen zu mindern und die Heilkraft zu steigern, entwickelte Samuel Hahnemann eine eigene Verarbeitungsform: die so genannte Dynamisierung oder Potenzierung. Dafür wird der eigentliche Arzneistoff mit einem Trägermittel (Milchzucker, Alkohol, Wasser) stufenweise verarbeitet. Jede Stufe wird nach einem bestimmten Schema rhythmisch

verschüttelt oder verrieben, bevor man sie weiter verarbeitet.
Die Potenzen der D-Reihe (Dezimalpotenzen) werden in Zehnerschritten, die Potenzen der C-Reihe (Centesimalpotenzen) in Hunderterschritten verarbeitet. In der hier vorgestellten Studie wurden unterschiedliche Potenzen verabreicht, beispielsweise die D3, D4, D6 oder D30. Eine D3 bedeutet, dass die Ausgangssubstanz dreimal im Verhältnis 1:10 (ein Teil Ausgangssubstanz, neun Teile Lösungsmittel) verarbeitet wurde, die D30 entsprechend 30 mal im Verhältnis 1:10. Eine C30 Potenz stellt eine Arznei dar, bei der die Ausgangssubstanz in 30 Schritten im Verhältnis 1:100 (ein Teil Ausgangssubstanz, 99 Teile Lösungsmittel) verarbeitet wurde.

Darreichungsformen

Homöopathische Arzneimittel werden als Tropfen, Verreibungen, Tabletten, Streukügelchen und Injektionslösung angeboten. Für die Selbstbehandlung eignen sich Tropfen, Tabletten und Streukügelchen (Globuli). Die Arzneimittel werden in Einzelgaben („homöopathische Gabe“) verabreicht, je nach Darreichungsform in folgenden Mengen:

Darreichungsform	Fachbezeichnung	Menge
Tropfen, Flüssigkeit	Dilutio (Dil.)	5 Tropfen
Tablette	Tabuletta (Tabl.)	1 Tablette
Streukügelchen	Globuli (Glob.)	3–5 Streukügelchen

Bitte keine Behandlung von Kindern in Eigenregie! Wenden Sie sich an einen homöopathischen Arzt!

Literaturhinweise

Matthias Wischner: *Was ist Homöopathie*? Fragen und Antworten zur Einführung. Essen: KVC Verlag 2012 (2. Auflage)

Matthias Wischner: *Kleine Geschichte der Homöopathie*. Essen: KVC Verlag 2012

Christian Lucae: *Grundbegriffe der Homöopathie*. Ein Wegweiser für Einsteiger. Essen: KVC Verlag 2015 (4. Auflage)

Christian Lucae: *Arzneifindung in der Homöopathie*: Essen: KVC Verlag 2015 (3. Auflage)

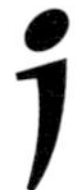

Allgemeine Hinweise zur Einnahme von Homöopathika

– Es wird empfohlen, die Medikamente von einem Plastik- oder Porzellanlöffel einzunehmen.
– Da die Wirkstoffe der Arzneien über die Mundschleimhaut aufgenommen werden, sollte man sie möglichst lange im Mund behalten und nicht gleich herunterschlucken. Alkoholhaltige Tropfen können mit etwas Wasser vermischt eingenommen werden.
– Nehmen Sie eine viertel Stunde vor und nach der Arzneimitteleinnahme nichts in den Mund.
– Bewahren Sie die Arzneimittel vor Licht und Hitze geschützt auf.
– Man empfiehlt Patienten, während der homöopathischen Behandlung koffeinhaltige Getränke (z. B. Kaffee, Cola), Pfefferminz- und Kamillentee, Kampfer, Menthol oder andere ätherische Öle zu vermeiden.
– Sie können alle Mittel, die Ihnen in anderem Zusammenhang zur Einnahme verschrieben sind, weiter einnehmen. Ihre Wirkung wird durch die Homöopathika nicht beeinträchtigt.

Homöopathische Arzneimittel bei Heuschnupfen

Beispiele Zwiebel und Senf

Die in diesem Kapitel vorgestellten Arzneimittel sind, anders als Brennnessel und Kaffee, vergleichsweise unbekannt. Lediglich zwei der in Frage kommenden Ausgangssubstanzen sind hierzulande verbreitet: Zwiebel und Senf. Auch an diesen beiden Pflanzen kann man in gewisser Weise das homöopathische Prinzip verdeutlichen:

Zwiebelschneiden verursacht tränende Augen. In der Homöopathie wird gemäß dem Ähnlichkeitsprinzip das Arzneimittel *Allium cepa* bei tränenden Augen eingesetzt – beim Heuschnupfen oder bei einer Bindehautentzündung.

Wer einmal Senfmehl eingeatmet hat, hat es am eigenen Leib erfahren: Es brennt auf den Schleimhäuten. Entsprechend sind das scharfe, brennende Nasensekret, Hitze- und Brenngefühl typische Symptome von *Sinapis nigra,* dem homöopathischen Arzneimittel aus schwarzem Senf.

Die Modalitäten

Nicht nur die objektiv wahrnehmbaren Krankheitssymptome weisen den Weg zur passenden Arznei. In der Homöopathie spielen auch subjektive Empfindungen des Patienten eine große Rolle wie auch die Bedingungen, unter denen sich die Beschwerden bessern oder verschlechtern (Modalitäten).
Bei der homöopathischen Arzneimittelfindung fragt man etwa, wann und wie sich Beschwerden verbessern oder verschlechtern. Für die Beschwerden, die durch das Präparat aus der Zwiebel (*Allium cepa*) erfolgreich behandelt werden, ist z. B. typisch, dass sie sich bei Wärme verschlechtern.

Die homöopathische Behandlung

Die Wahl des homöopathischen Arzneimittels richtet sich nach den im Vordergrund stehenden Krankheitszeichen. Mehrere Arzneimittel zeigen in ihrem homöopathischen Arzneimittelbild heuschnupfenartige Beschwerden. Sie kommen entsprechend für eine Behandlung von Heuschnupfen in die engere Wahl.

Aus homöopathischer Sicht kann man dem Heuschnupfen auf verschiedenen Ebenen begegnen:
Bei einer allergischen Neigung und chronischen Beschwerden ist eine **Konstitutionsbehandlung** sinnvoll. Sie wird von einem in der Homöopathie ausgebildeten Therapeuten durchgeführt. In einem umfangreichen Erstgespräch (Anamnese) wird der Gesundheitszustand des Patienten erfasst, seine Geschichte, sein Lebensstil, seine Vorlieben und Abneigungen, seine gesundheitlichen Schwachstellen etc. Vor diesem Hintergrund kann der Homöopath ein Arzneimittel auswählen, das die „Gesamtheit der Symptome“ berücksichtigt. Eine derartige Konstitutionsbehandlung sollte im beschwerdefreien Intervall durchgeführt werden.
Zahlreiche homöopathische **Einzelmittel** kommen für die Behandlung von Heuschnupfen in Frage. Wer hier ein Mittel einsetzen möchte, das möglichst genau auf die eigenen Beschwerden „zugeschnitten“ ist, sollte sich die Arzneimittelbeschreibungen auf den folgenden Seiten genau durchlesen und das Arzneimittel wählen, welches die eigenen Beschwerden treffend wiedergibt.

Das Mittel *Galphimia glauca* deckt die typischen Heuschnupfensymptome ab und ist daher für zahlreiche Heuschnupfenpatienten geeignet. Man spricht hier von einem „bewährten Anwendungsgebiet", einer „**bewährten Indikation**". *Galphimia glauca* ist auch in einem **Kombinationsmittel** enthalten: Das Heuschnupfenmittel DHU enthält drei Arzneimittel, deren Merkmale besonders häufig auf Heuschnupfenpatienten zutreffen: *Galphimia glauca, Luffa operculata* und *Cardiospermum*. Das Mittel wird im Anschluss an die Einzelmittel ausführlicher beschrieben.

Die einzelnen Arzneimittel (von A–Z)

Allium cepa

Allium cepa, die Zwiebel, wurde bereits bei der allgemeinen Beschreibung der Homöopathie angesprochen. Man kann sich die Leitsymptome, also die für das Arzneimittel besonders charakteristischen Symptome, besonders gut in Verbindung mit dem Augentrost, mit *Euphrasia,* merken (s. u.). Bei *Euphrasia* ist das Augensekret scharf und brennend, das Nasensekret mild, bei

Allium cepa ist es genau umgekehrt: Das Augensekret ist mild, das Nasensekret scharf. *Allium cepa* wird in der Homöopathie immer dann bei Entzündungen von Nase, Nasennebenhöhlen und Bronchien eingesetzt, wenn es zu einem Fließschnupfen mit stark reizendem, wässrigem Sekret kommt.

Arundo donax

Das Mittel *Arundo mauritanica* (*Arundo donax*) stammt von dem Wasserrohr, einer Grasart aus dem Mittelmeerraum. Es ist ein Mittel für katarrhalische Zustände und Heuschnupfen. Kennzeichnend ist ein extremes Jucken im Gaumen und in den Ohren (Gehörgang) sowie in den Augen, dir zudem tränen. Auch in den Nasenlöchern juckt es.

Cardiospermum

Cardiospermum halicacabum, die Ballonrebe, ist über den ganzen Erdball verbreitet, sie wächst vor allem in tropischen Regionen. Die Pflanze gilt als ungiftig, kann bei empfindlichen Personen jedoch allergische Reaktionen auslösen. *Cardiospermum* wurde, wie *Galphimia glauca,* von

Willmar Schwabe in die homöopathische Therapie eingeführt. 1956 lernte er die Pflanze im afrikanischen Kongo-Gebiet kennen.
An *Cardiospermum* ist zu denken, wenn eine allergische Neigung vorliegt und sich diese an Haut (oder Schleimhaut) bemerkbar macht, wenn Entzündungen und Juckreiz auftreten. In der Literatur wird auch von einem „kortisonartigen Prinzip" gesprochen (Gäbler 1980).
Die therapeutische Anwendung der niedrigen Potenzen D2–D6, so Schwabe, ergab vor allem eine Bestätigung der antiallergischen Wirkung.
Cardiospermum ist auch als Salbe und Creme (Halicar®) erhältlich und wird vor allem bei Juckreiz eingesetzt.

Euphrasia

Euphrasia officinalis ist die lateinische Bezeichnung für eine Pflanze namens Augentrost. Schon der Name zeigt: Die Pflanze lindert Beschwerden der Augen. So wird mit verdünnter Tinktur oder auch Augentrost-Tee das Auge bei einer Bindehautentzündung gespült.
Auch als homöopathische Arznei ist der Augentrost das Mittel der Wahl, wenn Beschwerden der Augen im Vordergrund stehen, wenn

Sie unter einer Bindehautentzündung mit brennend heißem Tränensekret leiden, wenn Sie eine ausgeprägte Lichtscheu haben (d. h. das Sonnenlicht ist Ihnen zu hell), wenn Sie häufig blinzeln oder eine Sonnenbrille tragen müssen. Das Augensekret ist scharf und brennend, das Nasensekret dagegen mild.

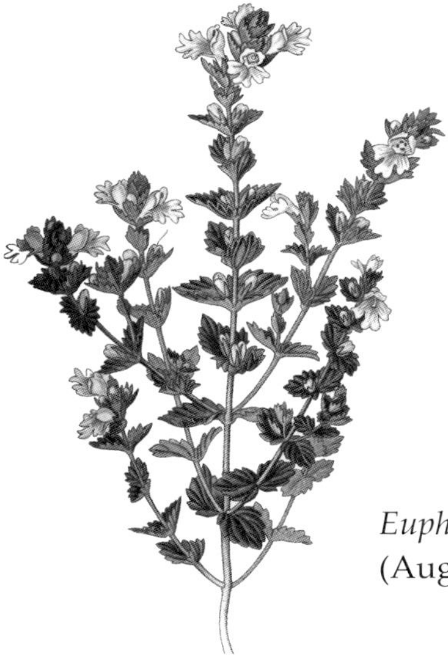

Euphrasia officinalis
(Augentrost)

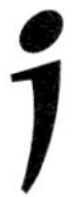

Euphrasia-Augentropfen gibt es z. B. von WALA oder Weleda. Fragen Sie in der Apotheke nach.

Galphimia glauca

Galphimia glauca zählt zu den neueren homöopathischen Arzneimitteln. Willmar Schwabe, der Gründer der Deutschen Homöopathie Union (DHU), dem größten deutschen Hersteller homöopathischer Arzneimittel, begegnete dieser Pflanze auf einer Reise nach Mexiko. Hier wurde sie seit langer Zeit als Zierpflanze (*Palo del muerto* oder *Calderona amarilla*) geschätzt, jedoch nicht für medizinische Zwecke eingesetzt.

Galphimia zählt zu einer Pflanzenfamilie, die ausschließlich in Mittelamerika beheimatet ist, den so genannten Malpighiaceen. Diese Pflanzenfamilie ist nach dem italienischen Arzt, Anatom und Naturforscher Malpighi benannt, der als Mitbegründer der Pflanzenanatomie gilt.

Der Begriff *Galphimia* wurde durch Umstellung der Buchstaben aus dem Namen Malpighia gebildet. Die neue Bezeichnung der Pflanze lautet *Thryallis glauca*. *Glauca* bedeutet grau und geht auf die grau-grünen Blätter der Pflanze zurück.

Willmar Schwabe beschreibt, wie er auf *Galphimia* aufmerksam wurde:

> „Ein in Mexiko erhaltener mündlicher Hinweis auf antiallergische Wirkung gab den Anlass, einen homöopathischen Arzt, Dr. Windolf, Fürth, für einen Versuch zu gewinnen. Dieser erzielte bei einer allergischen Erkrankung im Rachenbereich seiner Ehefrau und später bei sechs weiteren Patienten mit ähnlichen allergischen Reaktionen im Schleimhautbereich eine überraschend gute Wirkung. Da ein Fall von Heuschnupfen besonders gut gebessert wurde, nahm ich selbst bei meinem seit Jahrzehnten bestehenden Heuschnupfen *Galphimia* D2 und hatte damit einen deutlich besseren Erfolg als mit anderen früher verwendeten Mitteln.“

Bereits in den 1960er Jahren wurde *Galphimia* durch 43 Ärzte, von denen 25 Berichte vorliegen, in Therapieversuchen geprüft. Sie waren vielversprechend und legten einen weiteren Forschungsbedarf nahe, insbesondere bei Heuschnupfen, zur Vorbeugung und bei allergisch bedingten Erkrankungen von Nase und Nasennebenhöhlen (*Rhinopathia allergica*), aber auch bei Asthma und Neurodermitis.

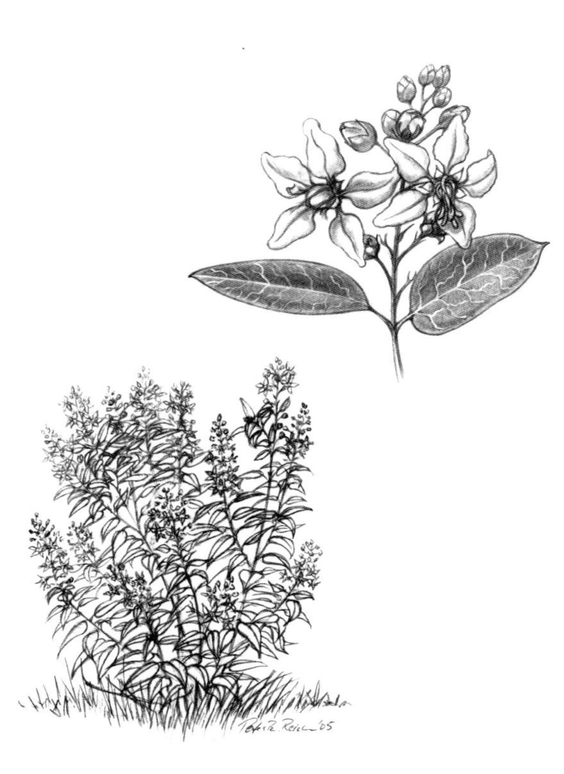

Thryallis (Galphimia) glauca

1990 wurde eine Arbeit veröffentlicht, die nicht das homöopathische Mittel, sondern einen Presssaft aus *Thryallis glauca* untersuchte. Sie konnte zeigen, dass dieser Extrakt die Histaminfreisetzung hemmen konnte. Wir erinnern uns: Histamin ist ein körpereigener Stoff, der bei Entzündungsreaktionen freigesetzt wird.

Luffa operculata

Luffa operculata (*Luffa purgans*) – nicht zu verwechseln mit dem Luffaschwamm – kommt im nördlichen Südamerika und in Mittelamerika vor. In der Medizin wird die reife, getrocknete Frucht verwendet.

Auch *Luffa* ist ein sehr gutes Beispiel für die der Homöopathie zugrunde liegende Ähnlichkeitsregel. Tatsächlich wird die Luffafrucht in Südamerika kleingeschnitten, mit Wasser übergossen und aufgekocht. Der Aufguss wird durch das Nasenloch geschnupft. Dies provoziert eine massive Schleimproduktion, welche zu einer Reinigung der oberen Atemwege führt.

Das homöopathische Arzneimittel *Luffa* hat einen engen Bezug zu den Schleimhäuten des Nasen-Rachenraumes. Hier kann es regulierend

eingreifen und, je nach Potenz, bei zähem Sekret verflüssigend wirken und bei dünnflüssigem Sekret ebenfalls regulieren.
Luffa wird in der Potenz D4 bei Nasennebenhöhlenentzündungen mit trockenen Schleimhäuten eingesetzt. Weitere Einsatzgebiete sind chronisch-allergische Erkrankungen, chronische Verstopfung von Nase und Stirnhöhle, zähes gelbes Nasensekret oder Schwellung und Trockenheit der Nasenschleimhäute mit blutiger Borkenbildung, bei Kopfschmerzen, Reizhusten und reduziertem Allgemeinbefinden, auch mit leichtem Fieber und Reizhusten. Im warmen Zimmer verschlimmern sich die Beschwerden. An *Luffa* ist vor allem bei vorliegender Tierhaarallergie zu denken.

Okoubaka

Okoubaka ist ein homöopathisches Arzneimittel aus dem Baum *Okoubaka aubrevillei*. Es wird an sich immer dann eingesetzt, wenn es zu Vergiftungserscheinungen oder Unverträglichkeiten kommt, die sich in Magen-Darmbeschwerden zeigen, so zum Beispiel bei Reisedurchfall, Nahrungsmittelunverträglichkeiten, verdorbenem

Magen, nach dem Verzehr von nicht einwandfreien Lebensmitteln, Magen-Darminfekten.
Okoubaka kann auch angezeigt sein, wenn im Zusammenhang mit Heuschnupfen oder Allergien eine Darmproblematik vorliegt, wenn es zum Beispiel zu Beeinträchtigungen des darmassoziierten Immunsystems kommt, beispielsweise durch eine Fruktose- oder Laktoseunverträglichkeit. Dies gilt ebenso für das Vorliegen eines Reizdarmsyndroms oder chronisch entzündlicher Darmerkrankungen (Morbus Crohn, Colitis ulcerosa).

Sabadilla

Sabadilla wird aus einer Pflanze namens Läusesamen (*Schoenoculon officinale*) hergestellt. Dieses Mittel hat sich nicht nur beim Heuschnupfen bewährt, sondern wird homöopathisch auch bei anderen allergischen Schleimhauterkrankungen eingesetzt, zum Beispiel bei einer Allergie auf Hausstaubmilben. Es eignet sich daher besonders für Patienten, die eine gewisse allergische Neigung haben.
Beim Heuschnupfen selbst stehen Schnupfen und Bindehautentzündung im Vordergrund der Behandlung. *Sabadilla* eignet sich, wenn das

Sekret anfänglich wässrig und brennend ist, dann aber zunehmend dickflüssiger wird. Die Nase verstopft auf beiden Seiten, am Gaumen kann – ein außergewöhnliches Zeichen – ein lästiges Jucken auftreten. Der Kreislauf ist labil.

Sinapis nigra

Der schwarze Senf, *Sinapis nigra,* soll als nächstes Mittel vorgestellt werden. Es ist bevorzugt geeignet bei scharfem, brennendem Nasensekret und verstopfter Nase. Typischerweise sind abwechselnd das linke und das rechte Nasenloch betroffen. Zudem muss man gehäuft niesen, in Augen und Rachen kommt es zu einem heißen, brennenden Gefühl. Treffen diese Beschwerden auf „Ihren" Heuschnupfen zu, können Sie einen Versuch mit *Sinapis nigra* unternehmen.

Wyethia

Wyethia gehört zur gleichen Pflanzenfamilie wie Sonnenblume, *Echinacea* oder Gänseblümchen, ist jedoch in Nordamerika beheimatet. *Wyethia* hat einen besonderen Bezug zu den Atemwegen und zum Magen-Darmtrakt.

Leitsymptome sind auf der einen Seite Räusperzwang durch ein Trockenheitsgefühl im Rachen, ein Schwellungsgefühl des Halses und ein Verlängerungsgefühl des Gaumenzäpfchens, auf der anderen Seite Juckreiz am Gaumen und im Nasenrachenraum mit Fremdkörpergefühl. Dies kann bei Heuschnupfen der Fall sein oder bei einer chronischen Nasennebenhöhlenentzündung mit zähem Schleim im Rachenraum, der sich wiederum auf die Stimmbänder legt und das Gefühl von einem „Frosch im Hals“ erzeugt:

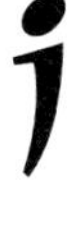

Bewährt hat sich *Wyethia* auch zur Behandlung des anhaltenden Hustenreizes sowie bei Hüsteln und Räuspern, die als Nebenwirkung von Blutdrucksenkern (ACE-Hemmer, z. B. Ramipril) auftreten. *Wyethia* ist ein häufig verwendetes Mittel von Sängern und Rednern.

Homöopathische Kombinationsmittel

Dem Prinzip der Homöopathie gemäß ist die Wahl des Einzelmittels nach den individuell vorherrschenden Symptomen vorzuziehen. Ist dies nicht möglich, so haben sich bewährte Arzneimittel wie das Mittel *Galphimia glauca* oder auch Kombinationspräparate als pragmatische Alternative bewährt. Das Kombinationspräparat Heuschnupfenmittel DHU bietet sich vor allem für diejenigen Heuschnupfenpatienten an, die sich nicht ganz sicher sind, welches Einzelmittel am ehesten in Frage kommt. Die Beschwerden brennende, rote Augen, Schwellung der Nasenschleimhaut, eindeutige allergische Komponente, Juckreiz sollten jedoch vorliegen.

Das Heuschnupfenmittel DHU kombiniert drei verschiedene Arzneimittel: *Galphimia glauca* D3, *Luffa operculata* D4 und *Cardiospermum* D3.

Damit deckt es verschiedene Symptombereiche ab:

- Klassische Heuschnupfen-Symptome durch *Galphimia,* hier auch die tränenden und brennenden Augen
- Beschwerden an den Nasenschleimhäuten durch *Luffa operculata*
- Die allergische und entzündliche Komponente mit (Haut- oder) Schleimhauterscheinungen, daneben Juckreiz durch *Cardiospermum*

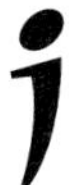

Hinweis für den Therapeuten

Es hat sich bewährt, als Basisbehandlung bei allergischen Erkrankungen eine homöopathische Injektionsbehandlung mit dem aus der Waldameise (*Formica rufa*) hergestellten Arzneimittel vom Arzt durchführen zu lassen. Dabei wird insgesamt drei Mal eine Ampulle Formica rufa D200 intramuskulär injiziert und zwar jeweils im Abstand von ca. vier Wochen, sodass im Spätherbst mit der Behandlung begonnen werden sollte.
Es bewährt sich, diese Behandlung wenigstens auf drei aufeinander folgenden Jahren durchzuführen, also jeweils im Spätherbst; damit wird die allergische Disposition im Sinne einer Hyposensibilisierung abgebaut.

Homöopathische Arzneimittel bei Heuschnupfen – Übersicht

Allium cepa	
Hergestellt aus	Zwiebel
Bezug zu	Atemwege
Augensymptome	Bindehautentzündung, brennende, rote Augen; mildes Augensekret; Lichtscheu
Nasensymptome	Scharfes, brennendes, stark reizendes, wässriges Nasensekret, heftiger Niesreiz
Modalitäten	Besser im Freien; schlechter in der Wärme
Potenz und Dosierung	D6, 3–4 x täglich 5 Globuli

Arundo	
Hergestellt aus	Grasrohr (Wasserrohr)
Bezug zu	Augen, Atemwege
Augensymptome	Starker Juckreiz
Nasensymptome	Starker Juckreiz, Fließschnupfen mit Niesanfällen
Sonstige Symptome	Extremer Juckreiz im Gehörgang und Rachenbereich
Modalitäten	Schlechter in der Wärme
Potenz und Dosierung	D6, 3–4 x täglich 5 Globuli

Cardiospermum	
Hergestellt aus	Ballonrebe
Bezug zu	Haut, Schleimhäute; Stütz- und Bewegungsapparat
Augensymptome	Allergische Reaktion; Entzündungen; starker Juckreiz
Nasensymptome	Allergische Reaktion; Entzündungen; starker Juckreiz
Sonstige Symptome	Andere Haut- und Schleimhauterscheinungen aufgrund von Allergien, z. B. Neurodermitis, Schuppenflechte, Nesselsucht
Modalitäten	Besser im Freien; schlechter in der Wärme
Potenz und Dosierung	D3, 3–4 x täglich 5 Globuli

Euphrasia	
Hergestellt aus	Augentrost
Bezug zu	Schleimhäute
Augensymptome	Starke Bindehautentzündung; brennendes Augensekret; rote, geschwollene Lidränder; ständiges Tränen
Nasensymptome	Mildes, anfangs wässriges, dann schleimiges Nasensekret

Euphrasia	
Sonstige Symptome	Große Lichtempfindlichkeit
Modalitäten	Besser durch Kälte, schlechter abends
Potenz und Dosierung	D6, 3–4 x täglich 5 Globuli

Galphimia glauca	
Hergestellt aus	*Thryallis glauca*
Bezug zu	Atemwege; Haut
Augensymptome	Entzündete, rote Bindehäute; Tränen und Brennen der Augen
Nasensymptome	Starker Fließschnupfen; häufiges Niesen; Jucken, Kribbeln, Brennen der Nase; Trockenheit
Sonstige Symptome	Neigung zu asthmatischen Beschwerden, allergische Hauterkrankungen
Modalitäten	Schlechter durch Wärme und Schwitzen
Potenz und Dosierung	D4 oder D6, 3–4 x täglich 5 Globuli

Luffa	
Hergestellt aus	*Luffa operculata*
Bezug zu	Atemwege
Augensymptome	Neigt zu verklebten Augen
Nasensymptome	Zähschleimiger Schnupfen; verstopfte, juckende Nase; Neigung zu Nasennebenhöhlenentzündungen
Sonstige Symptome	Reduziertes Allgemeinbefinden, Trägheit, Müdigkeit, Kopfschmerzen; Chronische Beschwerden; Tierhaarallergie
Modalitäten	Besser durch Wärme; schlechter durch Kälte
Potenz und Dosierung	D6, 3 x täglich 5 Globuli

Okoubaka	
Hergestellt aus	*Okoubaka aubrevillei*
Bezug zu	Darmassoziiertes Immunsystem
Augensymptome	Gereizte Augenbindehaut
Nasensymptome	Wässriger Schnupfen
Sonstige Symptome	Lippen und Gaumen juckend, Zungenbelag, Durchfallneigung, Blähungen

Okoubaka	
Modalitäten	Schlimmer durch Tabakrauch
Potenz und Dosierung	D3, 3–4 x täglich 5 Globuli

Sabadilla	
Hergestellt aus	Läusesamen
Bezug zu	Zentrales Nervensystem; Atemwege; Magen-Darmtrakt
Augensymptome	Gerötete Augen
Nasensymptome	Erst wässriges, danach dickflüssigeres Nasensekret; starker Niesreiz mit Kitzel in der Nase
Sonstige Symptome	Neigung zu allergischen Reaktionen; starker Juckreiz am Gaumen; Kreislauflabilität
Modalitäten	Schlechter am Morgen
Potenz und Dosierung	D6, 3–4 x täglich 5 Globuli

Sinapis nigra	
Hergestellt aus	Schwarzer Senf
Bezug zu	Atemwege
Augensymptome	Hitze und brennendes Gefühl in Augen

Sinapis nigra	
Nasensymptome	Spärlich fließendes, scharfes Sekret; wechselseitige Nasenschleimhautschwellung und verstopfte Nase, gehäuftes Niesen
Sonstige Symptome	Brennendes Gefühl im Rachen; evtl. asthmatische Beschwerden
Modalitäten	Schlechter am Nachmittag und abends
Potenz und Dosierung	D6, 3–4 x täglich 5 Globuli

Wyethia	
Hergestellt aus	*Wyethia helenoides*
Bezug zu	Atemwege
Augensymptome	Augentränen
Nasensypmtome	Wässriger Nasenschleim
Sonstige Symptome	Ständiges Räuspern; Kitzelhusten
Modalitäten	Besser durch Trinken
Potenz und Dosierung	D6, 3–4 x täglich 5 Globuli

Zur Anwendung und Dosierung homöopathischer Arzneien

Die Homöopathie ist eine Regulationstherapie. Mit dem homöopathischen Arzneimittel wird von außen ein Reiz gesetzt, der die Abwehrkräfte anregt, um die vorliegende Erkrankung besser zu überwinden.

Als Faustregel gilt: Je akuter die Beschwerden, desto häufiger die Einnahme. Bessern sich die Beschwerden, so werden die Zeiträume der Einnahme allmählich verlängert.

Daher ist es in der Homöopathie immer besonders wichtig, die Reaktionen auf das Medikament zu beobachten. Wenn sich keine Verbesserung zeigt, ist das Mittel abzusetzen. Manchmal ist eine kurzzeitige Verschlechterung der Beschwerden zu beobachten – man spricht hier von einer „Erstverschlimmerung“. In diesem Fall ist eine kurzfristige Behandlungspause einzulegen.

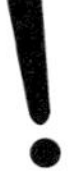

Beginnen Sie mit der Einnahme des homöopathischen Mittels bereits bei den ersten Anzeichen: je eher desto besser. Insofern ist auch eine Vorbeugung sinnvoll.

Bei starken Beschwerden lassen Sie 4–6 x am Tag 5 Globuli, 5 Tropfen oder 1 Tablette im Mund zergehen. Bei Besserung auch einen halben oder einen Tag Therapiepause einlegen.
Bei mäßigen Beschwerden lassen Sie 3–4 x pro Tag 5 Globuli, 5 Tropfen oder 1 Tablette im Mund zergehen.
Die Potenz der jeweiligen Arzneimittel entnehmen Sie bitte der Tabelle.
Zur Vorbeugung von Heuschnupfen eignet sich die das Mittel Galphimia D12 als Globuli. Sieben Wochen vor Ausbruch beginnen: drei Wochen lang einnehmen, eine Woche Pause und nochmals drei Wochen lang einnehmen. Sobald akute Beschwerden auftreten, bitte das Mittel wie oben beschrieben einnehmen, also je nach Beschwerdegrad 2–3 x oder 4–6 x pro Tag.

Gehen Sie zum Arzt, wenn Ihre Selbstbehandlung keine Besserung bewirkt.

Fragen und Antworten zur homöopathischen Selbsthilfe

Dr. med. Markus Wiesenauer hat die wichtigsten Fragen zur homöopathischen Selbsthilfe bei Heuschnupfen beantwortet.

Herr Dr. Wiesenauer, Sie haben sich viel mit Galphimia glauca befasst. Wie kam es zu diesem Interesse?
Offensichtlich war es eine „Sternstunde“. Denn niemand in meiner Familie leidet an Heuschnupfen oder irgendwelchen Allergien.
In persönlichen Gesprächen mit Dr. Willmar Schwabe in den 1970er Jahren war ich immer mehr von dieser unbekannten Pflanze *Galphimia glauca* fasziniert – und das hält bis heute an.

Galphimia glauca hat sich in den von Ihnen durchgeführten Studien außerordentlich bewährt. Wie schätzen Sie das Mittel ein?
Die Versuchung ist natürlich groß zu sagen: Es ist **das** homöopathische Heuschnupfenmittel! Wenn man Heuschnupfenpatienten jedoch genau befragt, dann gibt es immer wieder Betroffene, bei denen die typische *Galphimia-*

Symptomatik eben nicht zutrifft – ein Beleg dafür, wie individuell allergische Reaktionen ablaufen können. Deshalb mein ärztlicher Rat: Lesen Sie sich aufmerksam die Tabellen durch, um herauszufinden, welche Beschwerden bei Ihnen zutreffen – und dieses Mittel nehmen Sie dann ein.

Was macht ein Heuschnupfenpatient, der seine Beschwerden in der vorangegangenen Tabelle jeweils nur teilweise wiederfindet bzw. nicht alle beschriebenen Symptome aufweist?
Zunächst einmal ist es wichtig, dass die am meisten belastenden Symptome sich bei einem Mittel wiederfinden. Ist dies überhaupt nicht der Fall, empfehle ich, einen homöopathischen Therapeuten zu konsultieren.

Wenn ein Mittel zwar von den beschriebenen Merkmalen her auf die Beschwerden zutrifft, aber keine Besserung eintritt – was soll der Patient tun?
Im ersten Schritt sollte der Patient nochmals prüfen, ob seine Beschwerden auf das Mittel zutreffen. Hat der Patient jedoch den Eindruck, dass sich trotz sachgerechter Anwendung keine Besserung eingestellt hat, sollte er sich ebenfalls

an einen homöopathischen Therapeuten wenden. Der kann klären, warum das Mittel nicht wirkt. Es gibt ja z. B. auch sogenannte „Regulationsblockaden".

Sie empfehlen Galphimia auch zur Vorbeugung. Kann man andere homöopathische Mittel ebenfalls zur Vorbeugung einsetzen?
Die Bezeichnung „Vorbeugung" ist im Grunde genommen nicht ganz korrekt. Vielmehr liegt beim Patienten – auch wenn er keine akuten Beschwerden hat – eine allergische Neigung vor, die in der Homöopathie als Disposition bezeichnet wird.
Und diese allergische Disposition kann man als homöopathischer Therapeut sehr gut mit einem individuell gewählten Konstitutionsmittel behandeln. Da der Betroffene dies nicht im Sinne einer Selbstmedikation durchführen kann, bleibt im ersten Schritt die im Ratgeber dargestellte Vorgehensweise mit *Galphimia* eine gute Möglichkeit.

Kann man die homöopathischen Mittel mit chemisch-synthetischen Heuschnupfenmitteln kombinieren?

Trotz oftmals gehörter gegensätzlicher Behauptungen: eindeutig ja! Wenn die akuten Beschwerden so schwer sind und möglicherweise auch Atembeschwerden verursachen, dann muss man einen solchen kombinierten Behandlungsweg gehen: Das eine tun, ohne das andere zu lassen.
Auch Hahnemann kannte ein solches Vorgehen, nachzulesen im *Organon*, der „Bibel" der Homöopathie.

Was halten Sie davon, parallel noch andere Maßnahmen zur Behandlung des Heuschnupfens durchzuführen, wie z. B. eine Nasenspülung oder Inhalation mit Salzwasser?
Hier gilt dasselbe, wie schon gesagt: Die konsequente lokale Behandlung – etwa mit Salzwasser oder einem homöopathischen Nasenspray – unterstützt die homöopathische Behandlung! Dies ist praxisbewährt und wurde schon von Hahnemann praktiziert.

Was sollte während der Einnahme der homöopathischen Mittel beachtet werden?
In den genannten tiefen und mittleren Potenzen braucht auch der Kaffeetrinker nicht auf Ho-

möopathie zu verzichten. Auch nicht derjenige, der scharf würzt.
Circa eine viertel Stunde vor und nach der Einnahme sollte man allerdings nichts essen und trinken. Dadurch wird die Wirksamkeit der Homöopathie erhöht.

Wenn Galphimia gut anschlägt, soll man dann im nächsten Jahr wieder bereits zur Vorbeugung einige Wochen vor dem Pollenflug mit der Einnahme beginnen, oder ist das dann nicht mehr nötig?
Aufgrund meiner langjährigen Praxiserfahrung halte ich das für sinnvoll. Denn es gibt zunehmend Hinweise dafür, dass *Galphimia* – über mehrere Heuschnupfenperioden genommen – hyposensibilisierende Eigenschaften besitzt. Überhaupt hat der gut homöopathisch behandelte Heuschnupfenpatient gute Chancen, mittelfristig seine Allergieneigung zu verlieren.

Vielen Dank für das Gespräch!

Allergien aus naturheilkundlicher Sicht

Stärkung der Abwehr

Auslöser einer allergischen Reaktion ist zweifelsohne der Pollen. Dennoch spielt – so die naturheilkundliche Sicht – auch die Bereitschaft des Organismus, in Form einer Allergie auf den Pollen zu reagieren, eine bedeutende Rolle. Hier setzt die Naturheilkunde an. Sie versucht, den Organismus zu stärken, damit die Abwehrmechanismen und alle Körpersysteme, die mit dem Abwehrsystem in Verbindung stehen, optimal funktionieren.

Säulen der Gesundheit

Aus naturheilkundlicher Sicht basiert die Gesundheit auf mehreren Säulen: Ernährung, Bewegung, Ordnung, Psyche und naturheilkundliche Anwendungen (z. B. Kneippsche Güsse oder Sauna) sind die wichtigsten davon. Entsprechend versucht ein naturheilkundlicher Ansatz auch bei Allergien bzw. Heuschnupfen,

den Organismus zu stärken und die allergene Bereitschaft damit zu reduzieren.
Versuchen Sie, eine gewisse Ordnung in den Tagesablauf zu bringen, damit sich Phasen der An- und Entspannung harmonisch abwechseln. Ziel dieser Ordnung ist es, dem Körper sowohl zu angemessener Anforderung, aber eben auch zu Ruhephasen zu verhelfen.

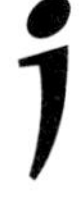

Die beschriebenen Maßnahmen sind keine spezifischen Therapieansätze zur Behandlung von Heuschnupfen. Sie bilden vielmehr die Säulen einer naturheilkundlichen Therapie, wie sie bei zahlreichen Erkrankungen, insbesondere bei chronischen Beschwerden zum Einsatz kommen. Durch die Regulation des Lebensstils und die Stärkung der wichtigsten Körperfunktionen wird der Organismus von innen her stabilisiert.

Ernährung

In der naturheilkundlichen Behandlung ist manchmal der Aufbau der Darmflora notwendig, damit der Körper gut mit Nährstoffen versorgt wird und möglicherweise vorhandene Nahrungsmittelunverträglichkeiten die Abwehrsysteme nicht belasten und irritieren. Sprechen Sie darüber mit dem Therapeuten.

Gerade bei der Ernährung müssen für Heuschnupfenpatienten natürlich die Kreuzallergien berücksichtigt werden. Ansonsten gilt heute als empfehlenswert: hoher Pflanzenanteil, wobei Obst und Gemüse je nach Verträglichkeit roh oder gedünstet/ gekocht verzehrt werden. Viele Ernährungstherapien raten davon ab, zu spät am Abend noch zu essen, hier insbesondere Rohkost, da diese nicht ausreichend verdaut und verarbeitet wird und es über Nacht zu Gärung kommen kann. Wichtig ist bei jeder Mahlzeit, in Ruhe zu essen und gut zu kauen.

Milchprodukte können verzehrt werden, wenn sie vertragen werden, allerdings wird auch diskutiert, ob Milchprodukte Heuschnupfen verstärken. Besser vertragen werden oft Sauermilchprodukte wie Dickmilch, Kefir, Joghurt etc. Als Alternative zu Kuhmilchprodukten stehen Ziegenmilchprodukte zur Verfügung.

Der Ballaststoffanteil sollte hoch sein, damit die Verdauung gefördert wird und die Nahrung nicht zu lange im Darm verweilt.

Wohl am wichtigsten ist die Empfehlung, möglichst unverarbeitete Lebensmittel zu sich zu nehmen oder weiterzuverarbeiten: Verzichten Sie auf Fertiggerichte. Trinken Sie neben Tee und Kaffee vorrangig Kräutertee oder Wasser, und verzichten Sie vor allem auf Softdrinks. Nehmen Sie Zucker und Weißmehl als „Genussmittel“ und entsprechend selten zu sich.

Bewegung

Bewegen Sie sich regelmäßig? Um die Blutgefäße zu trainieren und die Durchblutung der Schleimhäute zu verbessern, sollten Sie das tun. Im Freien kann Sport geübt werden, wenn gerade keine Pollensaison ist, also z. B. schon im Winter, ansonsten muss auf andere Sportarten in Innenräumen ausgewichen werden. Auch während der Pollensaison kann gejoggt oder geradelt werden, allerdings sollte man hier Wetter- und Pollenflugvorhersage beachten und beispielsweise erst eine halbe Stunde nach Schauern oder Gewittern nach draußen gehen. Abhängig von Stadt oder Land wechselt auch die Allergiedichte im Tagesverlauf. So soll die Allergiedichte in der Stadt morgens besonders niedrig sein, auf dem Land besonders hoch.

Nach dem Sport im Freien duschen und vor allem die Pollen aus den Haaren waschen.

Das psychische Gleichgewicht

Versuchen Sie, Reizüberflutung zu mindern, damit das Nervensystem nicht chronisch unter Stress gesetzt und überreizt wird. Das bedeutet vor allem, sich nicht permanent Informationen, Geräuschen und Bildern auszusetzen.

Erfahrungsgemäß verstärken psychische Belastungen allergische Reaktionen deutlich. Die Fähigkeit, mit äußeren Belastungen und Anforderungen im Sinne eines Stressmanagements umgehen zu können, hilft, Beschwerden, die durch Stress verstärkt werden, zu lindern.

Es lässt sich beobachten, dass das Ausmaß von Beschwerden abhängig von der psychischen Situation ist: Bei depressiven Verstimmungen, Konflikten, Ängsten etc. können z. B. weniger Pollen die Symptomatik auslösen. Natürlich kann es auch anders herum sein, und schwere Heuschnupfen- und Allergiesymptome lösen überhaupt erst Ängste und Niedergeschlagenheit aus.

Es ist also ratsam, auch die Psyche im Blick zu haben und zu pflegen, um den Heuschnupfen besser in den Griff zu bekommen. Entspannungsverfahren wie Autogenes Training, kurze Meditationen, TaiChi oder Yoga, bei Bedarf auch therapeutische Gespräche oder die Arbeit in einer Selbsthilfegruppe können sehr hilfreich sein.

Sauna

Auch regelmäßige Saunabesuche verbessern die Abwehrbereitschaft des Organismus. Die Gefäße werden trainiert. Da es beim Heuschnupfen durch die Wirkung des Histamins zu erweiterten Gefäßen kommt, ist ein trainiertes und abgehärtetes Gefäßsystem von Vorteil. Beim Ablauf eines Saunabades sollten Sie folgendes beachten:

- Vorher Toilettenbesuch und Körperreinigung unter der warmen Dusche
- Bei kalten Händen und Füßen oder Erschöpfung vor dem Saunagang temperaturansteigendes Fußbad (innerhalb von 15 Minuten von 35 auf 40 °C)

- In der Sauna erst liegen. Ein bis zwei Minuten vor Ende aufrecht sitzen
- Dauer erster Saunagang: 8–10 Minuten
- Abkühlung: Je nach Gesundheitszustand, Konstitution und Vorerfahrung wird ein unterschiedlich starker Kältereiz eingesetzt.
- 15 Minuten Ruhepause
- Zweiter Saunagang: 8–15 Minuten
- Schlussabkühlung langsam, möglichst durch Luftbad und gleichzeitig warmes Fußbad
- Danach locker zugedeckt 30 Minuten ruhen

! Keine Saunabesuche bei akuten Virusinfekten, akut entzündlichen Erkrankungen innerer Organe, chronischer Nierenentzündung, Schilddrüsenüberfunktion. Bei allen Herz-Kreislauf- und Gefäßerkrankungen ist die Rücksprache mit dem Arzt unerlässlich!

Was Sie noch tun können

Allgemeinmaßnahmen

Ganz allgemein sollten Sie als Pollenallergiker folgende Maßnahmen befolgen:

- Verfolgen Sie den Pollenflugkalender über Zeitung oder Radio, um intensiven Pollenflug derjenigen Pollen, auf die Sie allergisch reagieren, soweit es geht zu vermeiden.
- Gehen Sie nicht über blühende Felder und Wiesen spazieren.
- Halten Sie den Rasen in ihrem Garten kurz, damit sich hier keine Blüten bilden.
- Morgens ist der Pollenflug am stärksten. Daher ist es ratsam, sich in der individuellen Belastungszeit durch Pollenflug im Haus aufzuhalten. Halten Sie in dieser Zeit die Fenster geschlossen und lüften sie nur nachts.
- Waschen Sie sich vor dem Schlafengehen die Haare. Gerne setzten sich die Pollen in den Haaren fest, man atmet sie dann während des Schlafes ein.
- Cremen Sie die Nasenlöcher mit Vaseline ein, damit die Pollen dort haften bleiben.

Vitamine und Spurenelemente

Durch eine Vitamin C-reiche Ernährung wird die körpereigene Abwehrkraft gestärkt. Zudem wird durch Vitamin C Histamin gebunden. Dabei ist natürliches Vitamin C deutlich günstiger als synthetische Präparate. Empfehlenswert ist der Verzehr folgender Lebensmittel: Acerola, Sanddorn, Papaya, Brokkoli, Rosenkohl, Orangen, Erdbeeren, grüne Paprikaschoten, Grapefruit, Kartoffeln, schwarze Johannisbeeren, Kiwis.

Auch pflanzliche Farbstoffe sind für die Stärkung der Abwehr empfehlenswert. In den folgenden Lebensmitteln finden Sie z. B. reichlich Flavonoide und Carotinoide: Grünkohl (enthält auch viel Kalzium und Vitamin C), Petersilie, Brennnessel (z.B. als Teemischung), Holunderbeeren, dunkelrotes Gemüse etc.

Magnesium in der Nahrung ist empfehlenswert, da eine Ernährung, die reich an Magnesium ist, die Symptome von Heuschnupfenpatienten zu lindern scheint – Magnesium spielt auch eine Rolle im Histaminstoffwechsel und kann die Histaminausschüttung reduzieren. Magnesium ist enthalten in Bananen, grünen

Gemüsesorten und Kräutern, Vollkornprodukten (z. B. Weizenvollkornbrot, Weizenkeimen, Weizenkleie), Kernen und Nüssen (z. B. Sonnenblumenkerne, Walnüsse, Haselnüsse, Mandeln, Erdnüsse), Schokolade, Linsen, Bananen, Rosinen, Pilzen, Sojamehl, Gerste und Reis (unpoliert).

Nasenspülungen und Nasenpflege

Salzwasserspülungen

Die Nasenspülung mit Salzwasser dient der mechanischen Reinigung der Nasengänge von Dreck, Schmutz, Borken, Verkrustungen, Pollen, Staub und anderen Schadstoffen, die die Gesundheit belasten, zu Erkältungen führen und natürlich insbesondere Allergikern zu schaffen machen. Außerdem wird die Durchblutung in der Nasenschleimhaut angeregt. Das Salz wirkt desinfizierend.

Die Salzlösung, mit der die Nase gespült wird, sollte weder über noch unter der im menschlichen Organismus vorherrschenden Konzentration sein. Man spricht hier auch von einer isotonischen Kochsalzlösung (0,9 %). Das bedeutet: In 1 Liter Wasser werden 9 g Kochsalz gelöst.

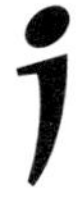

Um die geeignete Konzentration zu erhalten, mischt man ⅓ Teelöffel Salz auf ¼ Liter Wasser. Empfohlen wird eine lauwarme Wassertemperatur.

Angenehm in der Handhabung ist die Emser® Nasendusche, die in Kombination mit Portionsbeuteln Emser Salz angeboten wird. Dabei handelt es sich um ein Salz, das besonders reich an Mineralstoffen und Spurenelementen ist. Es greift positiv in den Säure-Basenhaushalt ein und neutralisiert schädliche Stoffwechselprodukte, die bei Entzündungen anfallen.

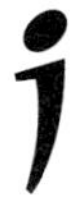

Übrigens: Das Seeklima ist für Atemwegserkrankungen besonders günstig. Beim Spazierengehen am Strand möglichst am Brandungssaum entlang laufen – hier ist die Salzkonzentration in der Luft am höchsten!

Meerwasser kann auch in anderer Form eingesetzt werden, so zum Beispiel in Form einer Inhalation von Salzwasser, aber auch der im

Handel erhältlichen Meerwassernasensprays zur Befeuchtung.

Für die Inhalation wird die obige Regel – ⅓ TL Salz auf ¼ Liter Wasser – großzügig hochgerechnet und man kann 2 gehäufte TL in eine Schüssel geben und mit 1,5 Liter heißem Wasser übergießen. In der Apotheke erhältlich sind auch einfache und preisgünstige Kunststoffinhalatoren (dann entsprechend weniger Salz und Wasser verwenden).

Nasenpflege mit Öl

In der ayurvedischen Therapie ist eine der klassischen Maßnahmen, die Nasengänge täglich mit etwas Öl einzureiben. Das pflegt die empfindlichen Schleimhäute und beugt ebenfalls einem Austrocknen vor. Verwendet wird hier typischerweise Sesamöl, das sehr schnell in die Haut einzieht und zudem einen angenehmen Geruch hat. Eine Pflege mit Öl haftet sehr viel länger auf der Nasenschleimhaut als das Meersalz. Im besten Fall spült man morgens die Nasengänge mit Salzwasser und ölt im Anschluss die Nasenlöcher noch ein.

Im Handel gibt es auch von verschiedenen Firmen ein Nasenpflegeöl, so z. B.

- Abtei (Sesamöl, Vitamin E). Das Öl befeuchtet, reinigt und löst Verkrustungen. Es kann mit Sprühstößen in jedes Nasenloch gegeben werden.
- GeloSitin® von Pohl-Boskamp, das neben Sesamöl noch Orangen- und Zitronenöl enthält, ebenfalls zur Therapie der trockenen und gereizten Nasenschleimhaut
- Weleda Nasenöl mit Sesamöl, Kampfer, Eucalyptusöl und Pfefferminzöl eignet sich besonders bei Schnupfen, Borkenbildung und trockenen Nasenschleimhäuten, sollte aber nicht dauerhaft angewendet werden. Es wirkt abschwellend. **Achtung**: Keine Anwendung bei Säuglingen und Kleinkindern unter 2 Jahren. Bei Kindern im Alter von 2–5 Jahren Anwendung nur am Naseneingang.

Heuschnupfenspray

Das Heuschnupfenspray von Weleda enthält neben Kochsalz Auszüge aus Zitrone und Quitte. Gerade die Zitronensäure wirkt adstringierend, also zusammenziehend. Quitte ist eine schleimhaltige Heilpflanze und verbessert die Schleimhautfunktion.

Hyposensibilisierung durch Honig

Im Honig ist immer etwas Pollen enthalten. Es kann also bei Honiggenuss zu allergischen Reaktionen kommen.
Gleichzeitig sollte man wissen, dass gerade Honig von heimischen Imkern zur Hyposensibilisierung eingesetzt wird. Dies sollte jedoch in Absprache mit einem Arzt oder Therapeuten erfolgen.
Vor allem Allergiker, die auf Frühblüher (Birke, Haselnuss, Weide) reagieren, können möglicherweise von der Einnahme von „Pollenhonig“ profitieren. Pollenhonig ist Honig, dem Pollen zugesetzt wird. Besonders wirkungsvoll ist der Pollenhonig, wenn der Pollen mit Milchsäurebakterien vergoren wurde. Wichtig ist zudem, dass er Pollen von Frühblühern enthält. Der Honig wird ab Ende Dezember eingenommen.[2] Dabei sollte man täglich 1 TL einige Minuten

---

[2] Für diesen Hinweis danken wir Bioimker Wolfgang Gleißner (www.bioimkerei-gleissner.de).

unter der Zunge zergehen lassen. Auch hierbei gilt, es können allergische Reaktionen auftreten – daher zunächst mit dem Arzt sprechen. Möglicherweise rät er Ihnen, die Dosierung minimal zu beginnen und erst langsam auf 1 TL zu erhöhen.

Heilpflanzen bei Heuschnupfen

Malventinktur

Ursel Bühring, Begründerin der Freiburger Heilpflanzenschule empfiehlt als pflanzliches Heilmittel die Malventinktur, da sie reizlindernd und schleimhautschützend wirkt – die Malve ist eine bekannte „Schleimdroge“, die in hohem Maße Schleime enthält. Diese legen sich wie ein Schutzfilm auf die gereizte Schleimhaut.
Für die Tinktur getrocknete Malvenblüten und -blätter locker in ein Glas füllen und mit 30 %igem Alkohol auffüllen, täglich schütteln und nach drei Wochen in ein Tropfglas abfiltrieren.
Wenn die Schleimhaut von Nase und Augen brennt und juckt, stündlich 10 Tropfen im Mund zergehen lassen. Zur Vorbeugung 3 x

täglich 15–25 Tropfen mit Wasser verdünnt einnehmen. (Bühring 2009: 301).

Schwarzkümmelöl

Auch wenn er „Kümmel" heißt – mit dem europäischen Kümmel oder dem Kreuzkümmel hat der Schwarzkümmel (*Sigella nativa*) nicht viel gemein: Er gehört zu einer ganz anderen Pflanzenfamilie, den Hahnenfußgewächsen. Seit über 2000 Jahren werden seine Samen, die in ihrem Geschmack etwas an Sesam erinnern, für Küche und Medizin im Orient verwendet. Der Prophet Mohammed soll über den Schwarzkümmel geschrieben haben: „Schwarzkümmel heilt jede Krankheit – außer den Tod."

Heute wird er bei rheumatischen Erkrankungen, Allergien, Hautekzemen und Asthma eingesetzt, außerdem, um den Cholesterinspiegel zu senken. In Asien werden die Samen als *black onion seed* (schwarze Zwiebelsamen) bezeichnet. Man kennt sie hierzulande am ehesten vom Fladenbrot, auf das sie aufgestreut werden.

Schwarzkümmelfrüchte enthalten vor allem ungesättigte Fettsäuren, Vitamin E und ätherisches Öl. Sie wirken antiallergisch und regulie-

rend auf das Immunsystem, außerdem verdauungsfördernd.
Auch wenn es bislang nur wenig Forschung zu Heuschnupfen und Schwarzkümmel gibt, scheint es doch einen Versuch wert zu sein, Schwarzkümmelöl anzuwenden. Plausibel ist die äußerliche Anwendung. Denkbar ist auch eine kurmäßige innerliche Anwendung (Reformhaus, Apotheke).

Zedernöl

Aus dem Bereich der Aromatherapie wird als Antiallergikum ätherisches Zedernöl empfohlen (*Cedrus atlanticus*). Dieses Öl enthält bestimmte Stoffe, die zu einer Reduzierung der Histaminausschüttung beitragen, da sie stabilisierend auf die Membranen der Mastzellen wirken (Werner, Braunschweig 2014: 247). Bühring empfiehlt, wenn Beschwerden auftreten, 1–3 x täglich 1 Tropfen auf etwas Brot oder 1 Stück Zucker. Einnahme fortsetzen, bis Linderung eintritt. Außerdem etwas Zedernöl auf die Stirn, an die Schläfen und unter die Nase tupfen (Bühring 2009: 301).

Brennnessel

Es gibt Hinweise, dass Brennnessel Entzündungsprozesse lindern, die bei allergischen Symptomen mit auftreten.

Brennnesselkraut wird in der Volksmedizin für verschiedene Erkrankungen eingesetzt, hier vorrangig zur „Blutreinigung“. Aus moderner Sicht ist damit die Anregung der Ausscheidungsorgane gemeint, da die Wirkstoffe in der Brennnessel durchspülend wirken, außerdem entzündungsmindernd, immunmodulierend, antiarthrotisch und schmerzlindernd.

Verantwortlich dafür ist ein breiter Wirkstoffmix verschiedener Inhaltsstoffe: bis zu 20 % Mineralstoffe (Kalzium-, Kaliumsalze, Kieselsäure u. a.), ungesättigte Fettsäuren, Farbstoffe wie Flavonoide (1–2 %) oder Chlorophyll, in den Brennhaaren biogene Amine. Eine besondere, in der Brennnessel enthaltene Säure ist die Caffeoyläpfelsäure. Brennnesseltee eignet sich gut für die Frühjahrskur – auch für Nicht-Allergiker zur allgemeinen Entgiftung.

Empfehlenswert sind der Tee oder die Kapseln bzw. die jungen Blätter als Smoothie. Brennnesseltee gibt es in angenehm schmeckenden Teemischungen, ansonsten lässt er sich gut mit etwas Pfefferminze oder Lemongras mischen, um den Geschmack zu verbessern.

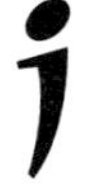

1 TL Brennnesselblätter auf 1 große Tasse kochendes Wasser (200 ml). 5–10 Minuten zugedeckt ziehen lassen. Abseihen. Schluckweise trinken, 3x täglich.

Grüner Tee

Weiter oben wurde eine Studie beschrieben, bei der ein bestimmter grüner Tee eingesetzt wurde. Dieser Benifuuki-Tee enthält besonders viele Catechin-Gerbstoffe, die generell als entgiftend und schützend gelten. Ein bestimmter Wirkstoff, das methylierte EGCG, gilt als antiallergisch.

Vor diesem Hintergrund ist es eine Überlegung wert, einige Wochen vor Beginn des Pollenfluges mit der Einnahme von grünem Tee zu beginnen, möglichst von Benifuuki-Tee.

Den Tee wie auch ein reines Pulver gibt es über das Internet oder den Fachhandel zu bestellen. Ratsam erscheint es, sich an einen Anbieter von grünem Tee zu wenden.

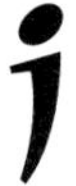

Grüner Tee wird mit heißem, aber nicht kochendem Wasser aufgegossen und hat auch eine kurze Ziehzeit von wenigen Minuten.

Pollenflugkalender

Erle	Feb.–März		April						
Hasel	Feb.–März		April						
Ulme		März–April							
Weide		März– Mai							
Pappel		März	April	Mai					
Ahorn		März	April–Mai		Juni				
Eibe		März	April–Mai		Juni				
Birke		März	April–Mai						
Eiche		März	April–Mai						
Esche		März	April–Mai						
Hainbuche		März	April–Mai						
Raps			April–August						
Flieder			April–Mai						
Platane			April–Mai						
Rotbuche			April–Mai						

Spitzwegerich			April	Mai–August					
Ampfer			April	Mai–Juli			Aug.		
Löwenzahn			April	Mai–Juni		Juli			
Fichte			April	Mai–Juni					
Walnuss			April	Mai	Juni				
Hopfen				Mai					
Akazie				Mai–Juni					
Rosskastanie				Mai–Juni					
Weizen				Mai–Juli					
Gräser				Mai–August				Sept.	
Kiefer				Mai–August				Sept.	
Holunder				Mai	Juni–Juli		Aug.		
Hafer				Mai	Juni–Juli				
Roggen				Mai	Juni	Juli			
Tanne				Mai	Juni				
Gerste				Mai	Juni–Juli				

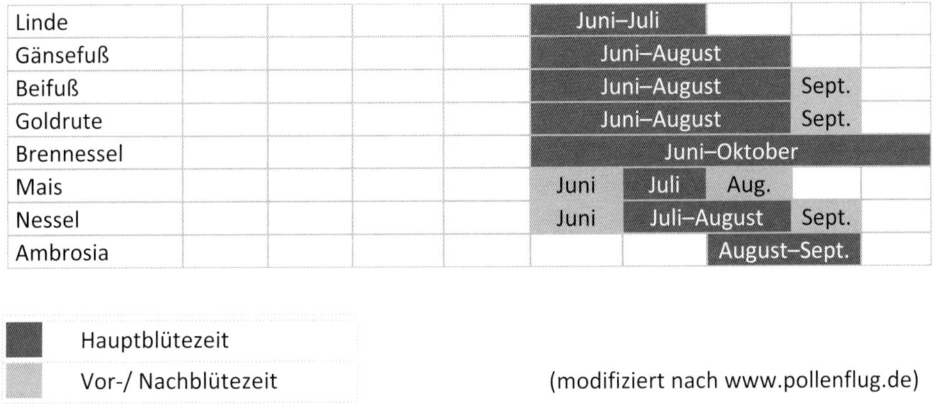

Linde					Juni–Juli				
Gänsefuß					Juni–August				
Beifuß					Juni–August			Sept.	
Goldrute					Juni–August			Sept.	
Brennessel					Juni–Oktober				
Mais					Juni	Juli	Aug.		
Nessel					Juni	Juli–August		Sept.	
Ambrosia							August–Sept.		

■ (dunkelgrau)	Hauptblütezeit
■ (hellgrau)	Vor-/ Nachblütezeit

(modifiziert nach www.pollenflug.de)

Literatur und Quellen

Bühring U: Praxis-Lehrbuch der modernen Heilpflanzenkunde. Stuttgart: Sonntag 2009.

Gäbler H: Neure pflanzliche Arzneimittel. Der Deutsche Apotheker. 1980; 5: 281–288.

Garavello W, Romagnoli M, Sordo L et al.: Hypersaline nasal irrigation in children with symptomatic seasonal allergic rhinitis: a randomized study. Pediatr Allergy Immunol. 2003;14 (2): 140–143.

Herz W: Galphimia glauca, ein neues unspezifisches Antiallergicum? Allgemeine Homöopatische Zeitung. 1967; 212 (12): 533–542.

Masuda S, Maeda-Yamamoto M, Usui S, Fujisawa: ‚Benifuuki' Green Tea Containing 0-Methylated Catechin Reduces Sympotoms of Japanese Cedar Pollinosis: A Randomized, Double-Blind, Placebo-Controlled Trial. Allergology International. 2014; 63: 211–217.

Mezger J: Gesichtete homöopathische Arzneimittellehre, Band I. Heidelberg 1995 (11. Auflage)

Nikakhlagh S, Rahim F, Aryani FH et al.: Herbal treatment of allergic rhinitis: the use of

Nigella sativa. Am J Otolaryngol. 2011; 32 (5): 402–407.

Saarinen K, Jantunen J, Haahtela T: Birch pollen honey for birch pollen allergy – a randomized controlled pilot study. Int Arch Allergy Immunol. 2011; 155 (2): 160–166.

Schilcher H Kammerer S, Wegener T: Leitfaden Phytotherapie, 4. Auflage. München: Elsevier 2010.

Schwabe W: Übersicht über neuere Arzneipflanzen, die sich in den letzten 20 Jahren in der Homöopathie und der Phytotherapie bewährt haben. Allgemeine Homöopathie Zeitung. 1980; 5: 217–229.

Stübler M, Krug E (Hrsg.): O. Leesers Lehrbuch der Homöopathie, Band 4. Pflanzliche Arzneistoffe II. Stuttgart 1988 (2. Auflage).

Vonarburg B: Homöotanik, Band 4: Extravagante Exoten, Heidelberg 2001

Van Wassenhoven M: Clinical verification in homeopathy and allergic conditions. Homeopathy. 2013; 102 (1): 54–58.

Werner M, Braunschweig R von: Praxis Aromatherapie. Stuttgart: Haug 2014.

Wiesenauer M: Maxi Quickfinder Homöopathie. München: GU 2015.

Wiesenauer M, Kerckhoff A: Homöopathie für die ganze Familie. 11. Auflage. Stuttgart: Hirzel 2013.

Wiesenauer M, Lüdtke R: The treatment of pollinosis with Galphimia glauca D4 – a randomized placebo-controlled double-blind clinical trial. Phytomedicine; 1995; 2 (1): 3–6.

Wiesenauer M, Lüdtke R: Eine Metaanalyse der homöopathischen Behandlung von Pollinosis mit Galphimia glauca. Forschende Komplementärmedizin. 1996; 3 (5): 230–234.

Wiesenauer M, Lüdtke R: A meta-analysis of the homeopathic treatment of pollinosis with galphimia glauca (Abstract). British Homoeopathic Journal. 2000; 89: 52.

Wiesenauer M: Homöopathische Therapie – Waldameisen und Läusekraut halten Heuschnupfen in Schach. Ärztliche Praxis 1987; 27: 892

Zhang CS, Xia J, Shang AL et al.: Ear acupressure for perennial allergic rhinitis: A multicenter randomized controlled trial. Am J Rhinol Allergy. 2014; 28 (4): e 152–157.

Informationen und Adressen

Deutscher Allergie- und Asthmabund e. V.
An der Eickesmühle 15–19
41238 Mönchengladbach
Tel.: 02166/6478820
www.daab.de

Arbeitsgemeinschaft Allergiekrankes Kind, Hilfen für Kinder mit Asthma, Ekzem oder Heuschnupfen (AAK) e. V.
Augustastr. 20
35745 Herborn
Tel.: 02772/92870
www.aak.de

Tagesaktuelle Pollenflug-Vorhersage:
www.dwd.de
www.donnerwetter.de/pollenflug

Die Autoren

Dr. Annette Kerckhoff, BSc Komplementärmedizin und European Master of Health Promotion, Lehrbeauftragte für naturheilkundliche Selbsthilfestrategien, Phytotherapie und Medizingeschichte, ist seit fast zwei Jahrzehnten auf die laienverständliche Vermittlung von Gesundheitswissen und Selbsthilfemaßnahmen spezialisiert. Sie hat zahlreiche Ratgeber und Patienteninformationen geschrieben und arbeitet für die Carstens-Stiftung : Natur und Medizin. Annette Kerckhoff hat diverse nebenberufliche Lehraufträge an der Hochschule für Gesundheit & Sport, Technik & Kunst (Berlin und Ismaning) und der Hochschule Coburg.

Dr. Markus Wiesenauer studierte Pharmazie und Medizin und ist seit über 25 Jahren als praktizierender Facharzt für Allgemeinmedizin, Homöopathie, Naturheilverfahren und Umweltmedizin tätig. Dr. Wiesenauer ist Autor zahlreicher Patientenratgeber und Fachbücher und arbeitet als Vorstandsmitglied der Karl und Veronica-Carstens-Stiftung.

Die Buchreihe *Was tun bei ...* im KVC Verlag

Alkoholabhängigkeit – Homöopathie und Komplementärmedizin (2011)

Colitis ulcerosa und Morbus Crohn – Naturheilkunde und Integrative Medizin (3. Aufl. 2014)

Demenz – Vorbeugung und Selbsthilfe (2014)

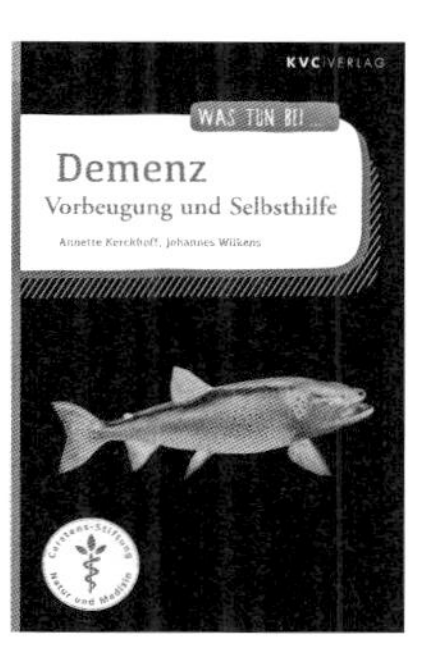

Depression – Homöopathie und Komplementärmedizin (2013)

Diagnose Krebs – Homöopathie und Schüßler Salze (2013)

Endometriose – Homöopathie und Komplementärmedizin (2011)

Grauer Star und Altersweitsichtigkeit (2. Aufl. 2015)

Grippe und Infekte – Vorbeugung und Behandlung (2015)

Heilfasten (2010)

Heuschnupfen (2. Aufl. 2016)

Kopfschmerzen von Kindern (2007)

Mittelohrentzündung (2004)

Nasennebenhöhlenentzündung (2. Aufl. 2015)

Osteoporose – Vorbeugung und Selbsthilfe (2015)

Parkinson – Selbsthilfe und Komplementärmedizin (2009)

Prüfungsangst – Akupunktur und Naturheilkunde (2010)

Raucherentwöhnung (2. Aufl. 2014)

Rheuma – Naturheilkundliche Therapie (2. Aufl. 2014)

Schlafstörungen – Selbsthilfe und Schlaftypen (2015)

Schlaganfall – Vorbeugung und Nachbehandlung (2. Aufl. 2015)

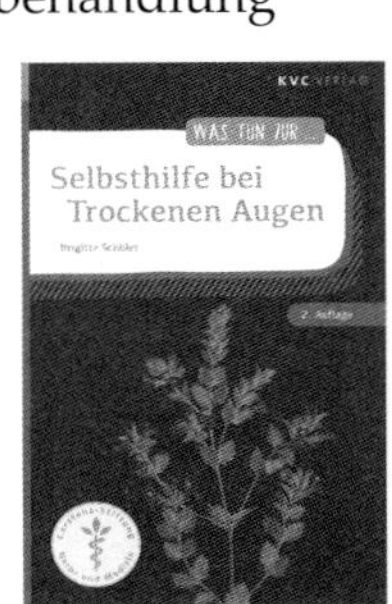

Selbsthilfe bei Trockenen Augen (2. Aufl. 2015)

Krebs und therapiebedingte Nebenwirkungen – Selbsthilfestrategien und wertvolle Tipps (3. Aufl. 2016)

Wundheilung nach Operationen (2. Aufl. 2014)

Carstens-Stiftung : Natur und Medizin Erforschen. Erklären. Erleben

Ob Pflanzenheilkunde, Homöopathie oder Blutegeltherapie – die Komplementärmedizin ist sehr vielseitig.

Wichtig dabei ist, genau zu wissen, welches Therapieverfahren bei welchen Krankheiten helfen kann. Antworten auf Ihre Fragen zur Komplementärmedizin gibt die Carstens-Stiftung : Natur und Medizin. Die Stiftung setzt sich dafür ein, dass Naturheilkunde und Homöopathie in der Medizin stärker verankert werden.

Ihren Auftrag, Forschungsarbeiten zu veröffentlichen und ihre Ergebnisse verständlich aufzubereiten, nimmt die Stiftung sehr ernst. Dazu wurde 1998 der KVC Verlag gegründet und auf diesem Weg ein individuelles Profil für die Veröffentlichungen geschaffen.

Um Forschung zu fördern und Patienten fundiert beraten zu können, ist die Stiftung auf die Unterstützung ihrer Fördermitglieder angewiesen. Eine Mitgliedschaft bei Natur und Medizin e. V. lohnt sich: Schon ab 42 Euro im Jahr erhalten Sie die sechsmal im Jahr erscheinende Mitgliederzeitschrift, ein exklusives Ratgeberangebot und einen Recherche-Service zu individuellen Indikationen und Therapiemöglichkeiten.

Weitere Informationen unter:
Carstens-Stiftung : Natur und Medizin,
Am Deimelsberg 36, 45276 Essen,
Tel: 0201/56305 70, www.naturundmedizin.de